Feichtinger / Niedan-Feichtinger

Schüßler-Salze für Ihr Kind

Thomas Feichtinger wurde 1946 in Salzburg geboren und lebt in Zell am See. Er war Lehrer und wurde wegen einer schweren Krankheit 1990 frühpensioniert. Nach jahrelanger Auseinandersetzung mit der Krankheit und ihrer Bewältigung unter anderem mit Hilfe der Mineralstoffe nach Schüßler kann Thomas Feichtinger heute wieder arbeiten. Neben Lehrgängen in der Mineralstofflehre nach Schüßler und der damit eng verknüpften Antlitzanalyse nach Kurt Hickethier absolvierte er eine Ausbildung in Gestalttherapie und ließ sich zum Lebensberater in Existenzanalyse und Logotherapie nach Viktor Frankl ausbilden. Heute arbeitet er in der Erwachsenenbildung und in der Einzelberatung: Vortragstätigkeit im In- und Ausland – Ausbildungslehrgänge in der Biochemie nach Dr. Schüßler und Antlitzanalyse. Er ist Vorsitzender der Gesellschaft für Biochemie nach Dr. Schüßler und Antlitzanalyse.

Brucker Bundesstraße 25 A
A-5700 Zell am See
Telefon: 0043-(0)6542/55 04 411
Fax: 0043-(0)6542/55 04 44
E-Mail: Thomas.f@sbg.at

Mag. pharm. Susana Niedan-Feichtinger wurde 1953 in Buenos Aires geboren. Sie absolvierte von 1971 bis 1976 das Studium der Pharmazie an der Universität Wien und ist jetzt Inhaberin der Adler-Apotheke und der Adler Pharma in Zell am See. Da eines ihrer Kinder an Neurodermitis erkrankt war, begann sie, sich intensiv und mit Erfolg mit Naturheilkunde auseinander zu setzen. Sie arbeitet insbesondere mit Blütenessenzen nach Dr. Bach, Hausapotheke, Naturheilweisen, Salben, Gele, Cremegele. Für Fragen bezüglich der Beschaffung aller angegebenen Mittel wenden Sie sich an die:

Adler Pharma
Brucker Bundesstraße 25 A
A-5700 Zell am See
Bestelltelefon 0043/(0)6542/550442
Fax 06542/550444
E-Mail: adler-pharma@schuessler-mineralstoffe.at
Homepage: www.schuessler-mineralstoffe.at

Thomas Feichtinger
Susana Niedan-Feichtinger

Schüßler-Salze für Ihr Kind

Die richtigen Mineralstoffe: So sichern Sie die gesunde Entwicklung vom Säuglingsalter bis zur Pubertät

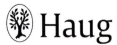

Bibliografische Information Der Deutschen Bibliothek

Die Deutsche Bibliothek verzeichnet diese Publikation in der Deutschen Nationalbibliographie; detaillierte bibliographische Daten sind im Internet über http://www.dnb.ddb.de abrufbar

© 2001 Karl F. Haug Verlag in MVH Medizinverlage Heidelberg GmbH & Co. KG
© 2002, 2005 Karl F. Haug Verlag in MVS Medizinverlage Stuttgart GmbH & Co. KG
Oswald-Hesse-Str. 50, 70469 Stuttgart

Das Werk ist urheberrechtlich geschützt. Nachdruck, Übersetzung, Entnahme von Abbildungen, Wiedergabe auf photomechanischem oder ähnlichem Wege, Speicherung in DV-Systemen oder auf elektronischen Datenträgern sowie die Bereitstellung der Inhalte im Internet oder anderen Kommunikationsdiensten ist ohne vorherige schriftliche Genehmigung des Verlages auch bei nur auszugsweiser Verwertung strafbar.

Die Ratschläge und Empfehlungen dieses Buches wurden von Autor und Verlag nach bestem Wissen und Gewissen erarbeitet und sorgfältig geprüft. Dennoch kann eine Garantie nicht übernommen werden. Eine Haftung des Autors, des Verlages oder seiner Beauftragten für Personen-, Sach- oder Vermögensschäden ist ausgeschlossen.

Sofern in diesem Buch eingetragene Warenzeichen, Handelsnamen und Gebrauchsnamen verwendet werden, auch wenn diese nicht als solche gekennzeichnet sind, gelten die entsprechenden Schutzbestimmungen.

Programmplanung: Dr. Elvira Weißmann-Orzlowski
Bearbeitung: Jutta Martini
Abbildungen: Heidi Velten (S. 101), Photodisc (S. 24), alle übrigen: MEV
Umschlagfotos: Stock Market
Umschlaggestaltung: CYCLUS · Visuelle Kommunikation, Stuttgart
Satz: Fotosatz H. Buck, Kumhausen
Druck und Verarbeitung: Westermann Druck, Zwickau

ISBN 3-8304-2195-8   1 2 3 4 5

Inhalt

Vorwort 7

Kinder heute 8
Veränderte Lebensbedingungen 8
Erhöhte Belastungen 9
Seelische Vergiftung 10
Ernährung 11
Verminderte Widerstandskraft 11

Gesundheitspflege 12
Was ist Gesundheit? 12
Rundherum ein Wohlgefühl 13
Stärkung des Immunfeldes 14

Gesundheitsvorsorge 15
Die Speicher im Körper 15
Betriebsstörungen 15

Das Thema Krankheit 18
Krankheiten nicht um jeden Preis vermeiden 18
Optimale Krankheitsbewältigung 20

Mikro- und Makrobereich der Mineralstoffe 21
Makrobereich – Mineralstoffe außerhalb der Zelle 21
Mikrobereich – Mineralstoffe innerhalb der Zelle 22

12 bedeutende Mineralstoffe 26
Aufgabenbereiche, Mangelerscheinungen
   und Persönlichkeitsbildung 26
Die einzelnen Mineralstoffe 27
Die 12 Erweiterungsmittel 41
Einnahme der Mineralstoffe 42
Einnahme in verschiedenen Lebensaltern 43

Die äußere Anwendung 45
Schönheitspflege – Kosmetik 46

Reaktionen auf die Mineralstoffe ... 49
Auswirkungen von Belastungen ... 49
Der Organismus beginnt zu arbeiten ... 51

Entwicklung im menschlichen Leben ... 53
Die Entwicklung in verschiedenen Lebensaltern ... 54
Das Kind im Mutterleib ... 55
Die Geburt – Der Geburtsschock ... 55
Das Neugeborenenalter ... 57
Das 1. Lebensjahr ... 64
Das 2. Lebensjahr ... 68
Das 3. Lebensjahr ... 71
Das Kindergartenkind – 4. Lebensjahr ... 74
Das 5. Lebensjahr ... 80
Vorschulalter – Das 6. Lebensjahr ... 83
Das Schulkind – 7. Lebensjahr ... 85
Das 8. Lebensjahr ... 89
Das 9. und 10. Lebensjahr ... 95
Die reife Kindheit – Die Zeit vor der Pubertät ... 97
Die Pubertät – Reifezeit ... 99

Anwendungen ... 110

Literatur ... 128

Vorwort

Es gibt viele Gründe, Kinder in der heutigen Zeit zu unterstützen. Viel zu viele Bremsklötze behindern ihre Entwicklung. Nicht umsonst hat Albert Einstein, der Nobelpreisträger, einen sehr bedeutsamen Satz geäußert: „Es ist eine Tragik, dass aus so vielen abenteuerlustigen, neugierigen Kindern so viele langweilige Erwachsene werden."

In einem Buch, in dem es darum geht, einem vitalen, lebendigen Leben der Kinder das Wort zu reden, und die Mittel vorstellt, die das fördern wollen, muss auch die Umgebung, die für die Entwicklung der Kinder maßgeblich zuständig ist, zur Sprache kommen. Es ist von großer Bedeutung, in welcher Atmosphäre ein Kind aufwächst, ob es sich gut entfalten kann, ob es seine Kräfte und Begabungen ins Spiel dieses Lebens bringen kann.

Lebt ein Kind in einem guten Umfeld, dann werden auch die Mittel ansprechen, die ihm verabreicht werden, wenn es gesundheitliche Probleme hat. Sie werden gut wirken, und die Störungen werden sich rasch verflüchtigen. Dies gilt besonders für die Anwendung der Mineralstoffe nach Dr. Schüßler.

Und Sie werden viel Freude haben, wenn sich Ihr Kind mit Hilfe dieser Mineralstoffe gut entwickelt und voller Temperament ist. Ermutigen Sie Ihr Kind, ein lebendiger und anspruchsvoller Mensch zu werden, wo es um die Qualität des Lebens geht. Lassen Sie nicht zu, dass die Qualität des Lebens für Sie oder für Ihre Kinder geschmälert wird, damit wir einer Zukunft entgegengehen, die von optimistischen und lebensbejahenden Menschen gestaltet wird.

Mag. pharm. Susana Niedan
Thomas Feichtinger

Kinder heute

Kinder haben es heute nicht leicht. Es scheint sich ein Ring um den Bewegungsraum der Kinder zu schließen. Vieles, was früher selbstverständlich war, ist heute nicht mehr möglich. Wo bleiben die romantischen Lagerfeuer im Sommer oder der Baum, an dem die Kletterkunst ausprobiert werden darf, die Radtour mit Übernachtung im Freien? Wo bleibt der spielerische Umgang mit den eigenen Kräften in einem fairen Raufhandel oder der gewandte Wortwechsel in einem heftigen Disput? Auch andere Veränderungen sind zu beobachten. Wenn beispielsweise eine Mutter ihrem Kind den Schnuller, der auf den Boden gefallen war und den sie nur abgewischt hat, wieder in den Mund steckt, wird ihr Sorglosigkeit, wenn nicht gar gefährliche Fahrlässigkeit unterstellt. Es erhebt sich wirklich die Frage, ob denn die Umwelt so viel gefährlicher ist als vor 20, 30 oder 40 Jahren, als noch viel mehr Abenteuer für Kinder möglich waren.

■ Der Erfahrungsbereich von Kindern ist heute in gewissen Lebensbereichen eingeschränkt

Beruht die Einschränkung der Entwicklungsmöglichkeiten unserer Kinder auf den tiefenpsychologischen Nachwirkungen eines Jahrhunderts, in dem zwei Weltkriege viele Millionen Menschen das Leben gekostet haben? Oder ist es die zunehmende Angst der Erwachsenen, die mittels Massenmedien durch die Verbreitung vieler gewalttätiger Szenen gründlich angeheizt wird? Hat das Wissen um gesundheitliche Gefahren so stark zugenommen, dass überall die Angst vor Ansteckung, Infektionen und unbekannten Krankheiten die Lebenskraft schwächt?

Veränderte Lebensbedingungen

Die Lebensbedingungen haben sich ganz wesentlich verändert. Der Tag setzt sich durch die technischen Möglichkeiten der Beleuchtung inzwischen ganz selbstverständlich bis in die Nacht hinein fort. Das normale Schlafbedürfnis von einem Drittel des Tages, also circa acht Stunden für den Erwachsenen, wird oft erheblich reduziert. Dann haben natürlich auch die Kinder den Wunsch, länger aufzubleiben, als es ihrer Gesundheit zuträglich ist.

Die Mobilität hat erheblich zugenommen. Wir können heute Reisen in so kurzer Zeit unternehmen, wie es früher nicht einmal denkbar gewesen war. Wir sind dadurch teilweise massiven Umstellungsproblemen ausgesetzt, die erst einmal bewältigt werden müssen.

Die Elektronik mit den feinen Schwingungen der Strahlungsnetze, deren Wirkung noch nicht einmal erforscht ist, die vielen High-Tech-Geräte wie der Computer haben das Leben grundlegend verändert. Die Erwachsenen beschäftigen zunehmend die Kinder, anstatt sich mit ihnen zusammen- und auseinander zu setzen. Dadurch verbringen diese sehr viel Zeit mit und vor diesen Geräten. Sie sind dadurch von ihrer natürlichen Umwelt abgeschnitten und die Folgen sind beispielsweise Bewegungsarmut, wenig Bezug zur Natur und Sauerstoffmangel.

Erhöhte Belastungen

Das so genannte moderne Leben hat also nicht nur gravierende Veränderungen in der Lebensführung gebracht, sondern auch eine wesentliche Erhöhung der Belastungen für den Menschen. Es verlangt unter anderem eine erhöhte Aufmerksamkeit in einer sehr komplexen Gesellschaft. Die Menschen, vor allem die Kinder, sind in der Reizgesellschaft ungezählten Impulsen ausgesetzt, die verarbeitet werden müssen.

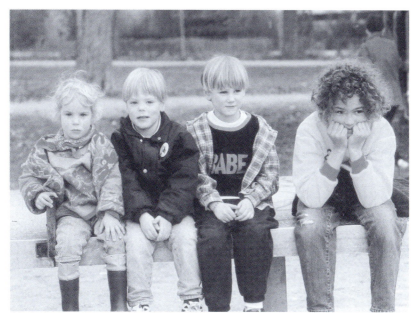

Das Leben verlangt dem Menschen viel ab für Orientierung, Leistungswettkampf und Konkurrenz.

Und die Veränderungen haben ein atemberaubendes Tempo erreicht. Kinder und Jugendliche bewegen sich technisch meist schon in einer anderen Welt als ihre Eltern. Ja, die Eltern kommen mit dem Tempo oft gar nicht mehr mit. Vielfach lernen sie von ihren Kindern.

Seelische Vergiftung

Bedenklich ist aber auch die seelische Vergiftung der Kinder. Was oft übersehen wird, ist, dass auch seelische Belastungen auf der körperlichen Ebene Mineralstoffe, auch Entgiftungsstoffe, verbrauchen. Vor allem verbrauchen seelische Vergiftungen – wie sie unter anderem durch den seelischen Umweltmüll des Fernsehens in die menschliche Seele einströmen – viele dieser Stoffe.

■ Manche Menschen machen sich zu einer Müllhalde für die Produkte der Medien

Beobachtet man ein sensibles Kind während einer aggressiven, bedrohlichen, gewalttätigen Szene eines Filmes, lassen sich starke Veränderungen in der Körperhaltung feststellen. Dasselbe kann jeder auch bei sich selbst beim Ansehen eines spannenden Filmes feststellen. Der Pulsschlag wird schneller, der Körper beginnt vielleicht zu schwitzen, die Muskeln verspannen sich, Hände und Füße werden kalt und die Zähne zusammengebissen. Alle diese Vorgänge verbrauchen Betriebsstoffe, abgesehen vom notwendigen Abbau der Angst- und Stressstoffe, die in den Körper ausgeschüttet werden. Sie belasten den Menschen zusätzlich.

Außerdem muss bei dieser Problematik auch die Zeit zur Verarbeitung des Gesehenen berücksichtigt werden. Diese beträgt wegen der Dichte der Darstellung in Filmen für eine halbe Stunde Fernsehen einige Stunden seelischer Verarbeitungszeit. Die Auswirkungen eines aufregenden Filmes reichen bis in den Schlaf. Es genügt, einem sensiblen Kind nach einer dramatischen Fernsehsendung beim Schlafen zuzusehen. Die Muskeln zucken, es rollt sich unruhig von einer Seite auf die andere, spricht unter Umständen im Schlaf. Am Morgen ist es unausgeschlafen und gereizt. Dazu schreibt Stephano Sabetti in seinem Buch *Lebensenergie*: „Bei New Yorker Kindern wurde ein Zusammenhang zwischen der Fernsehstrahlung und allgemeinen Krankheitserscheinungen entdeckt, verbunden mit Symptomen wie Nervosität, Müdigkeit, Kopfschmerzen, Schlaflosigkeit und Erbrechen; ohne Fernsehen waren alle diese Symptome nach zwei Wochen verschwunden."

Schon diese wenigen Zeilen zeigen, wie das Fernsehen eine große Spannung in den Menschen hineinträgt, die einen intensiven Einsatz an Betriebsstoffen verursacht. So darf es nicht verwundern, wenn die Mineralstoffvorräte der Betriebsstoffe im Körper überdurchschnittlich abnehmen.

Ernährung

Man unterscheidet zwischen Lebens- und Nahrungsmitteln. Lebensmittel enthalten entsprechend Anbau, Ernte, Transport und Lagerung ein Optimum ihrer natürlichen Bestandteile und Wirkstoffe. Sie sind unverfälscht und enthalten so genannte Vitalstoffe. Dazu gehören Obst, Gemüse, Samen und Keimlinge.

> Lebensmittel sind nicht gleich Nahrungsmittel

Im Gegensatz dazu werden Nahrungsmittel haltbar gemacht. Das geschieht durch Erhitzen, Konservieren oder das Entfernen der Randschichten des Getreidekerns, wie etwa beim Weizen. Daraus resultieren Nahrungsmittel „konserven" wie pasteurisierte Milch, weißes Mehl oder geschälter Reis. Sie decken zwar den Kalorienbedarf, ohne aber den Gehalt an Vitalstoffen, Vitaminen, Mineralstoffen, essenziellen Fettsäuren und Enzymen zu berücksichtigen. Nahrungsmittel sind außerdem auch deshalb belastend, weil sie kein eigenes Energiefeld mehr haben.

Verminderte Widerstandskraft

Die genannten Veränderungen in der Lebensführung, der Umwelt, der Ernährung und der medizinischen Versorgung mit dem oft bedenkenlosen Umgang mit Medikamenten vermindern die Widerstandskraft des Körpers. Ausdauer und körperliche Leistungsfähigkeit nehmen ab, parallel dazu die Krankheitsanfälligkeit zu.

Immer mehr Menschen, vor allem auch Mütter, sorgen sich berechtigterweise und wollen eine ernsthafte wie gründliche und dabei auch verlässliche Gesundheitsvorsorge betreiben. Dazu können neben einer gesunden Ernährung und einer ausgeglichenen Lebensweise auch die Mineralstoffe nach Schüßler beitragen.

Gesundheitspflege

Das Hauptbestreben des Menschen müsste eigentlich sein, sich die Gesundheit zu erhalten. Ein chinesischer Arzt wurde dafür bezahlt, die Gesundheit zu erhalten. Wenn ein ihm anvertrauter Mensch erkrankte, wurden die Leistungen eingestellt: Er hatte versagt. Für unsere Vorstellungen ist das eine sehr fremde Welt, weil wir eine ganz andere Einstellung haben. Wir warten, bis sich im Körper Störungen zeigen, wollen diese dann verdrängen oder unterdrücken und sind zufrieden, wenn uns dies gelingt. Dabei vergessen wir, dass dadurch die Krankheitsstoffe jedesmal in den Körper hineingedrückt werden.

■ Eltern haben die Verantwortung, die Lebensumstände ihrer Kinder optimal zu gestalten

Eine Krankheit bahnt sich jedoch sehr langsam ihren Weg durch die verschiedenen Ebenen im Menschen. Am Anfang stehen problematische Einstellungen, schwierige Lebenssituationen, ein belastender Schlafplatz, eine mangelhafte Ernährung oder altersgemäße Prozesse, die sich in bestimmten Kinderkrankheiten äußern.

Bei aufmerksamer Beobachtung des Kindes lässt sich schon sehr früh sagen, ob es sich gut entwickelt oder ob es in Richtung Schwächung oder Erkrankung unterwegs ist.

Was ist Gesundheit?

Gesundheit ist mehr als die Abwesenheit von Krankheit. Sie drückt sich dadurch aus, dass alle Kräfte zur Verfügung stehen: Die körperlichen Kräfte ebenso wie die geistigen sowie eine gewisse Frische in der Gefühlswelt. Gesundheit meint in diesem Zusammenhang auch eine „gesunde" Lebenseinstellung, eine lebensförderliche Haltung, die vom Vertrauen ins Leben und in die Kraft zur Bewältigung der anstehenden Probleme ausgeht. Gesundheit ist dann vorhanden, wenn sich der Mensch im so genannten „Fluss des Lebens" befindet. Kinder haben meistens noch ein natürliches Lebensgefühl, ein Gespür dafür, was lebensförderlich ist, was als Fluss des Lebens beschrieben werden kann. Deshalb sind sie unsere besten Lehrmeister, wenn wir das zulassen können. Wenn sich die Erwachsenen in diesen Fluss einklinken, wird es zu wesentlich weniger Störungen kommen, als wenn sie dem Kind ihre Vorstellungen von der „richtigen" Ordnung im Leben vor-

■ Gesundheit drückt sich in einer Leichtigkeit des Lebens aus

schreiben. Es ist nämlich von großer Bedeutung, den eigenen Rhythmus des Kindes zu finden und auf ihn einzugehen.

Rundherum ein Wohlgefühl

So geht es im Grunde genommen bei der Begleitung eines Kindes um eine gute Gestaltung seines Umfelds. Dabei ist die Einrichtung des Zimmers genauso wichtig wie die Auswahl des Schlafplatzes. Wichtig ist auch eine vernünftige Ernährung. Aber die größte Bedeutung hat das seelische Umfeld. Das bedeutet, dass das Kind willkommen ist, gut betreut wird und einen verständnisvollen Umgang erlebt.

Ich meine auf keinen Fall ein Verwöhnen oder ein Verziehen. Es geht um das Bemühen der das Kind begleitenden Erwachsenen, sich mit einer gewissen Wachsamkeit und Achtsamkeit, auch Aufmerksamkeit auf das Kind einzustellen. Dann werden kaum Störungen oder Probleme auftreten. Alle Krisen, die durch Veränderungen und Reifungsprozesse ausgelöst werden, können dann besser bewältigt werden. Außerdem entwickelt das Kind ein tiefes Vertrauen in die begleitenden Erwachsenen.

■ Werden die Bedürfnisse eines Kindes wahrgenommen und gewürdigt, fühlt es sich „pudelwohl"

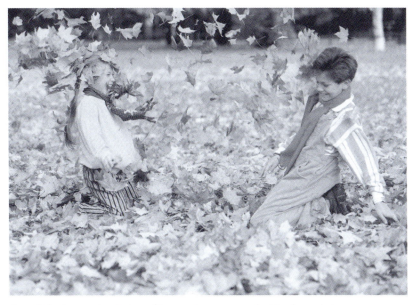

So schön kann das Leben für rundum gesunde Kinder sein!

Stärkung des Immunfeldes

Je gestärker ein Kind durch die lebensförderlichen Impulse ist, umso stärker werden auch das Immunfeld und die Abwehrkraft sein. Mit einer geradezu traumwandlerischen Sicherheit bewegt sich das Kind durch dieses Leben hindurch. Die Anfechtungen dieser Welt haben keine Angriffsfläche, den Belastungen hält es stand.

Das Immunfeld baut sich auf der körperlichen Ebene durch eine ausreichende Versorgung mit Mineralstoffen auf, auf der energetischen Ebene durch eine gute Aufladung, auf der geistigen Ebene durch eine positive Einstellung.

Gesundheitsvorsorge

Die Speicher im Körper

Der Körper ist ein ausgeklügeltes Speicherwesen. Für alle Betriebsstoffe gibt es Speicher, wobei zwischen einem kurzfristigen Arbeitsspeicher und einem Langzeitspeicher zu unterscheiden ist.

Die kurzfristigen Speicher befähigen den Körper, momentane Belastungen abzupuffern. Zum Beispiel: Wenn sich ein Kind bei tiefen oder auch hohen Temperaturen im Freien bewegt, muss ein Temperaturausgleich erfolgen. Für diesen benötigt der Organismus einen bestimmten Betriebsstoff, nämlich das Natrium chloratum in einer sehr feinen Verdünnung. Die Langzeitspeicher müssen dann, wenn sich das Kind wieder in körpergerechter Temperatur bewegt, diese Kurzzeitspeicher auffüllen. Die Entleerung der Langzeitspeicher entfällt, wenn dem Organismus die Mineralstoffe in ausreichender Menge zur Verfügung gestellt werden.

▪ Der Körper besitzt Kurzzeit- und Langzeitspeicher für die Betriebsstoffe

Durch die Umschichtungen in den Mineralstoffspeichern kommt das verzögerte Eintreten der Krankheitszeichen zustande. So macht sich etwa ein Schnupfen erst am nächsten Tag bemerkbar. Wären keine Langzeitspeicher vorhanden oder sind sie leer, treten Krankheiten unmittelbar auf. Das Verständnis der Speicher ist deshalb so wichtig, weil es viele gesundheitliche Zusammenhänge erschließt, die sonst unverständlich blieben.

Betriebsstörungen

Betriebsstörungen entstehen durch Mängel. Das ist ein wenig wie beim Auto. Wenn es kein Benzin mehr hat, bleibt es stehen. Hat es aber kein Öl mehr, geht der Motor kaputt. Diesen Vergleich können wir auf den menschlichen Körper übertragen:

- Der Organismus des Menschen stellt sich auf die vorhandenen Speicher ein. Je weniger Vorräte da sind, um so mehr wird der Betrieb eingeschränkt. Werden die Speicher wieder aufgefüllt, wird der Betrieb wieder hochgeschaltet, und alles läuft wieder wie „geschmiert".
- Ein Mangel an bestimmten Betriebsstoffen kann so stark werden, dass dadurch Organe oder Gewebe zu Schaden kommen. Dann ist selbst durch ei-

ne Versorgung mit den so bitter benötigten Betriebsstoffen nicht gesichert, dass die Schäden sich wieder zurückbilden können.
- Im Unterschied zum Auto, das bei einem Mangel einfach stehen bleibt, versucht der Organismus auch bei einem großen Mangel immer noch, den Betrieb aufrechtzuerhalten, wenn auch mit großen Einschränkungen. Der Mensch leidet dann unter Umständen viele Jahre, wenn nicht gar Jahrzehnte. Dem kann aber in der Kindheit schon vorgebeugt werden!

Wodurch entstehen Mängel?

Eine häufige Ursache für Mineralstoffmängel liegt in einer mangelhaften und einseitigen Ernährung. Der Mineralstoffmangel kann schon im Mutterleib beginnen, denn wovon die Mutter wenig besitzt, von dem kann sie auch dem Kind nicht viel geben. Weitere Ursachen können sein:

- eine belastete energetische Umwelt. Hier ist besonders der Schlafplatz (Erdstrahlen, Elektrosmog, Strahlen von Spiegeln) von Bedeutung.
- die ununterbrochene unterschwellige Vergiftung des Menschen. Das drückt sich in der Häufigkeit von allergischen Reaktionen aus.
- Der Mineralstoffhaushalt wird auch von der so genannten seelischen Ebene her belastet, wenn etwa ein Kind zu viel Druck erlebt, mit dem es nicht fertig wird, oder wenn es zu viel leisten muss, etwa in der Schule.
- Mineralstoffmängel entstehen auch bei extremer körperlicher Betätigung. In diesem Fall ist aber auch der Mangel außerhalb der Zellen zu beachten, der durch die Mineralstoffe nach Schüßler nicht aufgefüllt werden kann. Hier ist auf eine gesunde Ernährung zu achten.

Mängel erzeugen Bedürfnisse

Es ist ganz klar, dass der Organismus bei einem Mangel nach Auffüllung beziehungsweise Nachfüllung der dringend benötigten Stoffe verlangt und, wenn diese nicht erfolgt, immer nachhaltiger danach schreit.

■ Die Sprache des Körpers muss erlernt werden

An diesem Punkt müssen wir unbedingt auf einen Satz eingehen, der von so vielen Menschen verwendet wird: „Mein Körper sagt mir schon, was ich brauche." Die Antwort lautet: „Ja und nein! Wenn ich die Sprache des Körpers verstehe, dann stimmt es. Wenn ich sie aber nicht verstehe, wird der Mangel noch verstärkt!"

Ein Beispiel: Leidet ein Kind unter einem Mangel an Calcium phosphoricum – Nr. 2, dann hat es ein starkes Verlangen nach Geräuchertem, Senf oder Ketchup. Damit ist nicht das alltägliche Bedürfnis nach diesen Nahrungsmitteln gemeint, sondern eine zwanghafte Gier. Diese verliert sich durch die regelmäßige Einnahme dieses Mineralstoffs. Genauso ist es beim Schokoladenhunger. Er entsteht durch einen Mangel an Magnesium phosphoricum – Nr. 7. Je mehr Schokolade aber jemand isst, um so größer wird der Mangel, bis der Betroffene es ohne die tägliche Tafel Schokolade nicht mehr aushält. Durch die regelmäßige Einnahme von Magnesium phosphoricum – Nr. 7 verliert sich die Sucht. Dann endlich können die Betroffenen Schokolade auch wieder mit Genuss essen.

Beim Kind ist der Erwachsene für die Behebung der Mängel zuständig. Es gehört sicher eine gewisse Konsequenz dazu, schädliche Essgewohnheiten zu durchbrechen, damit das Kind aus dem Teufelskreis befreit wird. Es gibt bestimmte Vorlieben, die eindeutig auf bestimmte Mängel hinweisen.

Starkes Bedürfnis nach (oder Ablehnung von)	Mangel an
Milch	Calcium phosphoricum – Nr. 2
Geräuchertem, Ketchup, Senf	Calcium phosphoricum – Nr. 2
Nüssen	Kalium phosphoricum – Nr. 5
Schokolade	Magnesium phosphoricum – Nr. 7
Alkohol	Natrium chloratum – Nr. 8
Salz	Natrium chloratum – Nr. 8
Süßigkeiten, Mehlspeisen	Natrium phosphoricum – Nr. 9

Die besonderen Neigungen verlieren sich nach einer bestimmten Zeit der Einnahme der Mineralstoffverbindungen, die Dr. Schüßler gefunden hat.

Das Thema Krankheit

Das Thema Krankheit müssen wir von zwei Seiten betrachten. Üblicherweise wird Krankheit als ein Feind gesehen, der unbedingt bekämpft werden muss. Zeigt sich also beim Kind Fieber, dann wird traditionellerweise versucht, es mit einem Fieberzäpfchen zu unterdrücken. Hat das Kind Kopfweh, wird eine Schmerztablette gegeben. Hat es Zahnschmerzen, wird der Schmerz wiederum unterdrückt.

Es soll nun nicht gegen Schmerzmittel allgemein gewettert werden. Schmerztherapien sind natürlich nach einer ernsthaften Diagnosestellung angezeigt und ermöglichen schwer kranken Menschen ein menschenwürdiges Dasein. Jedoch müssen diese Zustände unterschieden werden von den kleinen Schmerzen des Alltags. Vor allem ist es nicht sinnvoll, die Schmerzen zu unterdrücken, bevor man zum Arzt geht. Das kann die Diagnose unter Umständen erheblich erschweren.

Worum es mir geht, drückt folgender Satz aus: „Hast du einen Schmerz, dann halte still und frag ihn, was er will." Im Grunde heißt das, den Versuch zu unternehmen festzustellen, was sich hinter der Störung verbirgt.

■ Es gilt, die tieferen Ursachen von gesundheitlichen Störungen zu erkennen

In der Heilweise nach Schüßler wird versucht, den Mineralstoff zu entdecken, dessen Mangel zu den jeweiligen Beschwerden oder gar Krankheiten geführt hat. So kann die Heilweise nach Schüßler bei all jenen Leiden helfen, die durch einen Mangel an einem oder mehreren Mineralstoffen entstanden sind. Bei anderen Krankheiten, wo Gewebe zerstört wird und es zu irreparablen Schäden kommt, kann sie nur unterstützend eingesetzt werden.

Krankheiten nicht um jeden Preis vermeiden

Es wäre naiv, ein Leben anstreben zu wollen oder gar zu versprechen, in dem niemand mehr krank wird. Zum Leben gehören eben der freie Fluss, aber auch die Einschränkungen, unter denen wir zu leiden haben, durch die wir aber auch viel lernen können.

Ich möchte die Bedingungen aufzeigen, durch die eine stabile Gesundheit erreicht werden kann. Damit ist aber noch nicht gesagt, dass sich nicht trotz-

Krankheiten nicht um jeden Preis vermeiden

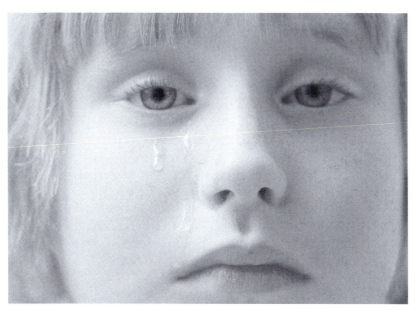

Ab einem bestimmten Alter ist es für Kinder wichtig zu wissen, was sie erleben und warum es so und nicht anders ist.

dem eine Krankheit einschleichen könnte. Immer wieder können durch Unachtsamkeit Störungen eintreten.

Wird eine Störung weggedrückt, ist das für die Gesundheit letztlich sehr schlecht. Hypotheken für das weitere Leben werden für den scheinbaren, momentanen Erfolg aufgehäuft. Die Krankheit kommt meistens später wieder. Vielleicht bricht sie an der gleichen Stelle, vielleicht woanders aus; das nennen wir dann eine Krankheitsverschiebung.

■ Der richtige Umgang mit gesundheitlichen Störungen macht den Unterschied

Ein typisches Beispiel ist die Desensibilisierung bei Allergien. Dabei werden nicht die verschlackten Körperzellen entlastet, sondern es wird darauf hingearbeitet, dass die Zelle nicht mehr abwehrend reagieren soll. Die Verschlackung bleibt bestehen und verlagert sich auf andere Gebiete – neue Allergien treten auf. Ich habe viele, viele Kinder kennen gelernt, die nach erfolgreicher Allergie„bekämpfung" auf eine andere Pflanze oder einen anderen Stoff allergisch reagierten. Dann aber meistens nicht mehr nur auf einen, sondern auf ein ganzes Bündel von Stoffen.

Optimale Krankheitsbewältigung

Die beste Erziehung ist die Begleitung des Kindes. Dabei wird dem Schützling das Leben, wie er es erlebt, erklärt. Dadurch bekommt er Zugang zu manchem sonst verschlossenem Tor und viele bittere Erfahrungen bleiben ihm erspart. Genauso ist es bei der Begleitung in der Krankheit.

Für diese Begleitung sind Vater und Mutter gleichermaßen zuständig. Sie müssen dem Kind in seinen schweren Stunden beistehen. Am schlimmsten ist es für Kinder, wenn sie in ihrem Kinderzimmer allein gelassen mit ihrer Krankheit fertig werden sollen.

■ **Mangelnde Unterstützung des Kindes verlängert und erschwert den Verlauf von Krankheiten**

Wenn das Kind nun schon durch eine der Kinderkrankheiten durch muss, dann ist es das Beste, wenn so lange wie möglich mit naturgemäßen Methoden versucht wird, den Körper bei seiner Auseinandersetzung mit der Krankheit zu stärken. Er wird dann selbst mit dem anstehenden Problem fertig werden. Auf diese Weise hinterlässt die zu bewältigende Krankheit im Körper kaum Rückstände, ja das Kind geht gestärkt aus diesem Auseinandersetzungsprozess hervor.

Indem der Körper mit einer Kinderkrankheit fertig wird, bildet er Abwehrkräfte (Immunstoffe) gegen diese spezielle Krankheit. So ist das Kind danach wieder so frisch wie zuvor und hat nicht noch wochenlang einen „Durchhänger", weil es mit viel zu vielen Abbauprodukten von Medikamenten und Stoffwechselrückständen zu kämpfen hat, die durch die starke Belastung nicht ausgeschieden werden konnten.

■ **Durch die Auseinandersetzung mit Krankheiten kann der kindliche Körper seine Widerstandsfähigkeit stärken**

Die Mutter wird durch einen Arzt, der sie in der Anwendung der Mineralstoffe nach Schüßler begleitet und unterstützt, sehr entlastet. Heutzutage gibt es schon viele Ärzte, die solche alternativen medizinischen Richtungen nicht nur unterstützen, sondern sogar selbst anwenden.

Mikro- und Makrobereich der Mineralstoffe

Wir müssen zwischen zwei Mineralstoffbereichen unterscheiden, dem innerhalb der Zelle und dem außerhalb. So wurde festgestellt, dass sich in der Zelle viel mehr Kalium befindet als außerhalb. Aber das Verhältnis zwischen beidem bleibt immer etwa gleich. Umgekehrt ist es mit Natrium. Davon befindet sich viel mehr außerhalb als innerhalb der Zelle, aber wiederum in einem bestimmten physiologischen Verhältnis.

Makrobereich – Mineralstoffe außerhalb der Zelle

Der Bereich außerhalb der Zelle kann ohne weiteres mit relativ hohen Mineralstoffgaben versorgt werden. In diesen Bereich gehören die Elektrolytgetränke und die vielen Mineralstoffpräparate, die angeboten werden, ebenso wie Mineralwässer.

> Am besten wird der Körper mit Mineralstoffen außerhalb der Zelle durch eine ausgewogene Ernährung versorgt

Kinder haben jedoch oft Probleme mit dieser Form der Ernährung, weil der Körper sich durch Mängel zu anderen Nahrungsmitteln hinwendet, die wenig Verdauungswiderstand bieten und wenig Nährwert besitzen. Leider muss festgestellt werden, dass durch die moderne Bewirtschaftung der Böden grundsätzlich kein optimaler Mineralstoff- beziehungsweise Spurenelementegehalt in den Lebensmitteln vorzufinden ist.

Wichtig ist, weder sich selbst noch die Kinder mit gesundem Essen zu quälen. Wenn die Kinder schon mit verzogenem Gesicht zu Tisch gehen und fragen: „Müssen wir schon wieder so etwas Gesundes essen?", leidet die Gesundheit. Ein gesundes Essen sollte genauso wohlschmeckend sein wie jedes andere auch. Das ist durchaus möglich! Kinder sollten nicht so geprägt werden, dass sie glauben, gesundes Essen könne nicht gut schmecken. Nur aus einem Essen, das gut schmeckt, kann der Organismus die für ihn wichtigen Stoffe herausziehen.

Mineralstoffpräparate

Wer nun versucht, das Manko, das eine nährstoffarme Versorgung mit sich bringt, durch die üblichen Mineralstoffpräparate (nicht die Mineralstoffe nach Schüßler) auszugleichen, muss wissen, dass diese Mineralstoffe auf keinen Fall mit denen zu vergleichen sind, die durch eine pflanzliche Ernährung in den Körper gelangen.

Außerdem besteht die Gefahr, dass durch eine zu hohe Dosierung dieser Präparate das relative Gleichgewicht der Mineralstoffe innerhalb und außerhalb der Zellen gestört wird, was zu Problemen führen kann. Auch ist inzwischen bekannt geworden, dass eine einseitige Zufuhr mancher Mineralstoffe zu Verschiebungen in der Mineralstoffbalance führen kann.

■ Die gesunde Balance der Mineralstoffe, das physiologische Verhältnis ist für die Gesundheit entscheidend

So beinflusst beispielsweise eine hohe Calciumgabe die Zinkbalance, was nicht ohne Einfluss auf das gesundheitliche Geschehen ist. Dasselbe gilt für die Einnahme von Eisenpräparaten. Beides sind nun Bereiche, in denen oft Mängel bei Kindern auftreten. Das Problem der Mineralstoffbalance sollte immer beachtet werden.

Mikrobereich – Mineralstoffe innerhalb der Zelle

Die Frage, die sich bei weiterer Beschäftigung mit den Mineralstoffen stellt, ist die nach der Steuerung des Mineralstoffhaushaltes. Dazu müssen wir nun den Bereich innerhalb der Zelle hinzunehmen.

Zellstoffwechsel

Aus den neueren Forschungen wissen wir, dass der Zellstoffwechsel ausschließlich auf der molekularen Ebene stattfindet. Die Zelle muss deshalb von einer Flüssigkeit umgeben sein, der Zwischenzellflüssigkeit, die die benötigten Stoffe anbietet. Die Zellen haben je nach ihrem Aufgabengebiet und ihrer Zugehörigkeit zu einem Zellverband unterschiedliche Bedürfnisse. Eine Zelle im Herzmuskel hat einen anderen Bedarf als eine in der Niere oder gar die Zelle in einem Knochen.

Werden der Zelle durch die Zwischenzellflüssigkeit nicht genügend Stoffe angeboten, leidet sie unter einem Mangel. Ein Mangel kann aber auch auftreten, wenn sie durch einen Reiz vermehrt von einem bestimmten Stoff verbrauchen muss, um diesen Reiz zu beantworten. So verlieren beispielsweise die Hautzellen an der Hautoberfläche viele Betriebsstoffe, wenn sie intensiver Sonneneinstrahlung ausgesetzt sind. Den dadurch verursachten Mangel spüren vor allem Kinder sehr stark in dem eintretenden Sonnenbrand. In einem solchen Fall müsste man sich bemühen, die Zellen mit den verlorengegangenen Stoffen zu versorgen, damit der Mangel und damit auch die Schmerzen bald wieder behoben sind.

Steuerung des Mineralstoffhaushaltes

Wenn die Zellen gut mit Mineralstoffen versorgt sind, erzeugen sie ein ihnen eigenes Schwingungsfeld. So haben beispielsweise alle Herzzellen die gleiche Schwingung und erzeugen zusammen das Energie- beziehungsweise Schwingungsfeld des Herzens, das über die Akupunktur festgestellt werden kann. Es gibt ja entsprechende Herzpunkte. Alle Organe und Körperteile zusammen ergeben ein körpereigenes Schwingungsfeld. Vom Schwingungsfeld ist der Mineralstoffhaushalt außerhalb der Zellen abhängig.

> ■ Der Organismus muss immer ein bestimmtes Verhältnis zwischen den Mineralstoffen innerhalb und außerhalb der Zellen herstellen

Verarmt die Zelle an einem bestimmten Mineralstoff und ist dadurch das physiologische Verhältnis zu dem gleichen Mineralstoff außerhalb der Zelle gestört, dann wird der Organismus so viele Mineralstoffe von außerhalb der Zelle aus dem laufenden Betrieb ausscheiden oder in Deponien ablagern, bis dieses physiologische Gleichgewicht wieder erreicht ist. Dadurch führt der Mangel innerhalb der Zelle zu einem Mangel außerhalb der Zelle, wodurch der Mineralstoffgehalt des Körpers und somit seine Leistung insgesamt abgesenkt wird.

Auch wenn jetzt Mineralstoffe außerhalb der Zelle zugeführt werden, kann der Körper sie nicht in seinen Betrieb integrieren, da sich im Inneren der Zelle nichts verändert hat. Der Mangel dort wurde nicht behoben, und das physiologische Gleichgewicht kann nur durch die Zufuhr von Mineralstoffen für außerhalb und innerhalb der Zellen aufrechterhalten werden. Der Mensch kann also den Mineralstoff außerhalb der Zelle dann nicht „festhalten" beziehungsweise steuern. Der Körper scheidet ihn wieder aus oder lagert ihn in Form von Steinen ab, zum Beispiel als Calciumsteine in den Nieren.

Die Entdeckung Dr. Schüßlers

Dr. Wilhelm Heinrich Schüßler lebte von 1821 bis 1898 und war praktizierender Arzt. Im Verlauf seiner Forschungen fand er heraus, dass die Gesundheit der Zelle und damit die Gesundheit des Körpers durch Deckung des Verlustes an Mineralstoffen entsteht. Erst viel später stellte ein Professor Vincent anhand von mikrobiologischen Forschungen fest, dass der Stoffwechsel ausschließlich auf der molekularen Ebene stattfindet.

Die besondere Zubereitung der Mineralstoffe nach Dr. Schüßler

Dr. Schüßler fand durch Beobachtung seiner Patienten genau die Verdünnungen heraus, die notwendig sind, damit die Stoffe bis in die Zelle hinein gelangen können. Er musste sich allerdings noch nicht mit einer industriell veränderten Nahrung auseinander setzen, die lange nicht mehr alle Stoffe enthält, die der Körper unbedingt benötigt.

> Heute müssen wir uns sowohl mit dem Mineralstoffbedarf innerhalb der Zellen als auch mit dem außerhalb auseinander setzen

Wer sich mit einer ungesunden Ernährung schwere Mängel zugefügt hat, kann sie nicht über die Schüßler-Salze auffüllen. Das ist ein häufiger und berechtigter Kritikpunkt bei der Beurteilung der Heilweise nach Schüßler gewesen. Deshalb ist es so

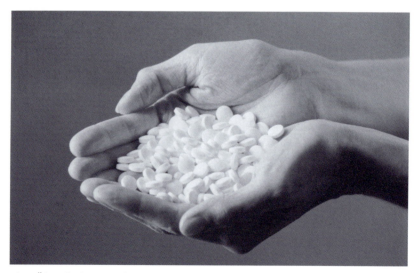

Eine Überdosierung der Mineralstoffe nach Schüßler ist kaum möglich.

wichtig, die Heilweise zu verstehen. Der Calciumbedarf eines Kindes kann nicht allein mit Schüßler-Salzen befriedigt werden. Dazu sind viel größere Mengen erforderlich. Die Mineralstoffe nach Schüßler sind für den Bedarf der Zelle eingerichtet und deshalb ist bei ihnen die Anzahl der Moleküle, also die Qualität, wichtig und nicht die Quantität.

Wenn also ein Kind einen gravierenden Calciummangel aufweist, dann ist sehr wohl ein Calciumpräparat notwendig. Aber bei der Steuerung dieser Mineralstoffmengen hilft das Calcium phosphoricum – Nr. 2 von Schüßler. Das trifft natürlich auf jene Mängel zu, die nicht mehr durch eine besonders mineralstoffreiche Nahrung ausgeglichen werden können.

Die Mineralstoffe nach Schüßler sind in Milchzucker, der idealen Trägersubstanz, so fein verteilt, dass in der normalen Verdünnung, die der D 6 entspricht, nur mehr ein Gramm Wirkstoff auf eine Tonne Mineralstofftabletten kommt. Aber es sind immerhin noch ungefähr 120 Millionen Wirkstoffmoleküle in der höheren Verdünnung der Mineralstoffe, nämlich der D 12, wo eine Million Tonnen Milchzucker auf ein Gramm Wirkstoff kommen.

12 bedeutende Mineralstoffe

Schüßler fand im Laufe seiner Forschungen 12 Mineralstoffverbindungen, die für den menschlichen Körper von großer Bedeutung sind. Bei der Weiterentwicklung der Heilweise wurden weitere 12 Mineralstoffverbindungen, die so genannten Erweiterungsmittel, gefunden, so dass die Heilweise heute über 24 Mittel verfügt. Die Erweiterungsmittel werden jedoch nur in Ausnahmefällen und von wenigen Anwendern eingesetzt.

■ Das große Geheimnis der Mineralstoffe nach Dr. Schüßler ist ihre Zusammensetzung

Die Mineralstoffe nach Schüßler werden dem Organismus in genau der gleichen Verbindung angeboten, wie sie sich im Körper vorfinden. Es wird also nicht irgendeine Magnesiumverbindung gegeben, sondern Magnesium phosphoricum – Nr. 7. Das ist Magnesium verbunden mit Phosphationen, genau wie im menschlichen Körper. Dasselbe trifft auch auf Calcium zu. Der Körper braucht nicht irgendein Calciumsalz, sondern eines in Verbindung mit Phosphor, nämlich Calcium phosphoricum – Nr. 2, und eines in Verbindung mit dem außerordentlich wichtigen Fluoridion in einer extremen Verdünnung, nämlich Calcium fluoratum – Nr. 1 in D 12.

Da die Mineralstoffverbindungen in der Zusammensetzung verabreicht werden, wie sie im Körper vorliegen, muss der Körper keine aufwändigen Zerlegungs- und Verknüpfungsarbeiten leisten. Die als vereinzelte Moleküle vorliegenden Mineralstoffverbindungen durchdringen unmittelbar von der Mundschleimhaut ausgehend den ganzen Körper und stehen auch sofort als körpereigene Mineralstoffe zur Verfügung. Deshalb lässt man diese Mineralstoffe im Mund zergehen. Die Wirkung kann bei Belastungen, die mit einem unmittelbaren Mangel an dem betreffenden Mineralstoff zusammenhängen, sofort eintreten.

Aufgabenbereiche, Mangelerscheinungen und Persönlichkeitsbildung

Die einzelnen Mineralstoffe haben häufig ganz verschiedene Aufgabenbereiche. Besondere Beachtung findet bei der folgenden Darstellung die Bedeutung für den Aufbau des kindlichen Körpers. Große Bedeutung für die einzelnen Mangelbereiche haben auch bestimmte zwanghafte charakterliche Strukturen. Einige zentrale Sätze geben Hinweise, wie die Ausbildung solcher

Zwänge vermieden werden könnte. Die Nahrungshinweise können nicht die Mineralstoffverbindungen, wie sie Schüßler entdeckte, abdecken. Sie geben aber an, wie von dieser Seite her Hilfe kommen kann.

Für Kinder ist die äußere Anwendung oft eine große Hilfe! Die biochemischen Mittel nach Schüßler können als Cremegel, Gel oder Salbe eingesetzt werden oder die aufgelösten Mineralstofftabletten als Brei. Außerdem gibt es eine rundum versorgende Körperpflegelinie, die für Mädchen und Frauen interessant sein wird. Es sind dies alles Produkte, die frei sind von Duft- und Reizstoffen **und auch nicht in Tierversuchen getestet wurden.**

Bei der Besprechung der einzelnen Mineralstoffe wird zuallererst jene Einstellung der Eltern oder Erziehenden beschrieben, die eine positive Atmosphäre aufbaut, in der sich die Persönlichkeit des Kindes gut entwickeln kann. Dadurch werden Fehlentwicklungen verhindert, die sich auch auf der körperlichen Ebene insofern auswirken, dass bestimmte Mineralstoffe besonders stark verbraucht werden. Das könnte Beeinträchtigungen im Gesundheitsgeschehen zur Folge haben.

Viel zu oft werden die Mütter für die Erziehung, Begleitung und das Wohlergehen der Kinder als allein verantwortlich erklärt. Väter sind aber ebenso als Bezugsperson für ihre Kinder zuständig. In nahezu allen Textstellen, die die Mutter-Kind-Beziehung ansprechen, ist ebenso der Vater aufgerufen!	*Hinweis*

Die einzelnen Mineralstoffe

Calcium fluoratum – Nr. 1

Bildung der Persönlichkeit
„Ich bin, und dass ich bin, ist gut!"

Wenn das Kind nicht ununterbrochen beweisen muss, was es alles weiß und kann, und wenn es nicht dazu erzogen wird, dass es nur um den Applaus der Erwachsenen geht, hat es schon viel gelernt. Das Kind wird nicht wegen bestimmter Eigenschaften geliebt, sondern weil es da ist.

Aufbau des Körpers
Calcium fluoratum – Nr. 1 ist überall dort anzutreffen, wo es um den Schutz des Körpers geht, um schützende Hüllen. Der Organismus bildet damit unter

anderem die Oberhaut, die zu einem großen Teil aus Hornstoff besteht, die Oberfläche der Knochen, den Zahnschmelz und auch die Aderwände. Der Mineralstoff ist auch für alle elastischen Fasern im Körper zuständig, somit für Bänder, Sehnen und alle anderen elastischen Verbindungen. Er bindet im Körper das Keratin, den Hornstoff, wodurch bei einem Mangel dieser an die Oberfläche tritt und eine Hornhaut bildet.

Zeichen für einen Mangel
Durchsichtige Zahnspitzen, schlechte Zähne (Zahnschmelz), rissige Haut, Hornhaut (auf den Fersen), gerissene Bänder, Fischschuppen (weiße kleine harte Schuppen auf der Hautoberfläche), Überbeine, Plattfüße, Senkfüße, schlechte Fingernägel (übermäßig biegsam oder splitternd wie Glas), einknickende Knöchel, Bänderdehnung (Schlottergelenke), leicht umknickende Knöchel, lockere Zähne.

Empfehlenswerte Nahrungsmittel
- **Calcium:** Milch, Milchprodukte, Schnittkäse, Weichkäse, Grünkohl, Spinat, Broccoli, Porree, Sellerie, Kohlrabi, Kresse, Eier, Fische, Gemüse, Nüsse
- **Fluor:** Fische, Fleisch (kein Schweinefleisch), Geflügel, Butter, Getreide, Brot

Calcium phosphoricum – Nr. 2

Bildung der Persönlichkeit
„Wir sind da! Wir sind für dich da! Wir sind immer für dich da, wenn du uns brauchst!"

Wenn das Kind in dieser Atmosphäre aufwächst, baut sich von innen her ein Vertrauen ins Leben auf. Die Angst wohnt dann nur in den Ereignissen des Lebens, wo sie auch ihre Berechtigung hat, aber nicht in der Tiefe der Seele.

Aufbau des Körpers
Dieser Mineralstoff bindet Eiweiß für den organischen Aufbau. Bei einem Mangel wird Eiweiß nicht verarbeitet, sondern die Eiweißflocken werden angeschwemmt, wodurch es zu einer starken Gewichtszunahme kommen kann (Dickleibigkeit, ohne fett zu sein). Calcium phosphoricum ist das wichtigste Knochenaufbaumittel, ein Blutaufbaumittel sowie für den Zellaufbau zuständig – im weitesten Sinne für die „Fülle", und der Betriebsstoff für die willkürlichen Muskeln.

Zeichen für einen Mangel
Eiweißallergie, Milchallergie, Blutarmut, Aufbaumittel nach schweren Krankheiten, Schlafstörungen, Muskelkrämpfe (auch Wadenkrämpfe), Taubheitskribbeln, Wetterfühligkeit, sehr schneller Schweißausbruch, bellender Husten, zu schneller Pulsschlag, Nervosität, Verspannung im Rücken (vor allem im Nackenbereich oder im Bereich der Lendenwirbelsäule), Überanstrengungskopfschmerz (oft nach der Schule!). Calcium phosphoricum ist ein ausgezeichnetes Mittel bei Knochenbrüchen.

> Besteht ein besonderes Bedürfnis nach Geräuchertem, Ketchup oder Senf, ist der Mangel an diesem Mineralstoff besonders groß.   *Hinweis*

Empfehlenswerte Nahrungsmittel
- **Calcium:** siehe Nr. 1
- **Phosphor:** Schmelzkäse, Edamer, Emmentaler, Parmesan, Weizenkeime, Weizenvollkornbrot, Knäckebrot, Erbsen, Bohnen, Sojabohnen, Linsen, Nüsse, Sellerie, Hefe

Ferrum phosphoricum – Nr. 3

Bildung der Persönlichkeit
„Wir begleiten dich bei deiner Auseinandersetzung mit der Welt und werden dafür sorgen, dass nicht zu viel auf dich einstürmt!"

Kinder setzen sich gerne mit der Welt auseinander, aber es könnte auch zu viel werden. Deshalb muss es auch Zeiten der Ruhe und Entspannung geben. Eine ununterbrochene „Erfahrungs-Erlebnis-Lernhungerhektik" tut sicher nicht gut. Kinder, die sehr quirlig sind, reiben sich sehr schnell an der Umwelt – und die Geduld der Eltern auf. Eine beruhigende Umgebung, die ihnen die Möglichkeit gibt, auch innerlich zur Ruhe zu kommen, kann hier helfen.

Aufbau des Körpers
Eisen ist nicht nur für Sauerstoff das „Transportschiff", sondern für wesentlich mehr Stoffe. Es unterstützt den Transport aller Mittel überhaupt. Wenn also durch besondere Beanspruchung, wie etwa Kälte im Winter, sehr viel Eisen aus den Speichern verbraucht wird und auch die Substanz schon „angeknabbert" ist, steht von diesem Mineralstoff nicht mehr viel zur Verfügung. Bei zusätzlichen Belastungen muss der Organismus zu einer Notmaßnahme greifen. Er erhöht die Betriebstemperatur, was für uns Fieber bedeutet. Bei einer Gabe

von der Nr. 3 wird also nicht das Fieber bekämpft, sondern die Not beendet, durch die der Organismus gezwungen war, die Erhöhung der Temperatur vorzunehmen. Dann braucht der Organismus die Betriebstemperatur nicht mehr zu erhöhen. Damit ist es das Mittel für das erste Stadium einer Krankheit.

Hinweis	Alle Stoffe, die den Stoffwechsel ankurbeln, wie Kaffee, schwarzer Tee oder das Theobromin im Kakao, erhöhen den Verbrauch an Ferrum phosphoricum erheblich.

Zeichen für einen Mangel

Leichtes Fieber bis 38,8 °C, Entzündungen, Angina, alle infektiösen Krankheiten im Anfangsstadium, Ohrenschmerzen, Mittelohrentzündung, Rauschen im Ohr, pulsierendes Pochen (Kopfschmerzen), mangelnde Konzentrationsfähigkeit, Sonnenunverträglichkeit, Durchfall, Verstopfung.

Ferrum phosphoricum ist das Mittel für die erste Hilfe, wenn die Auseinandersetzung mit der Welt auf der körperlichen Ebene zu heftig war! Auch bei Verletzungen und bei Schmerzen (pulsierend, klopfend, pochend, mit Hitze einhergehend, bei Bewegung stärker werdend) ist es das Mittel der Wahl. Beginnende entzündliche Prozesse und frische Wunden, aber auch infektiöse Kinderkrankheiten im Anfangsstadium werden günstig beeinflusst. Vorbeugend genommen stärkt der Mineralstoff die Widerstandskraft des Körpers. Eisenmangel tritt auch häufig während der Menstruation auf.

Empfehlenswerte Nahrungsmittel

- **Eisen:** Hefe, getrocknete Pilze, Weizenkeime, Hirse, Schnittlauch, Hühnereigelb, Sesamsamen, Sojabohnen, Hülsenfrüchte, Nüsse, Schnittlauch. Den höchsten Eisengehalt von tierischen Nahrungsmitteln weisen Schweine- und Kalbsleber auf. Diese sind jedoch wegen der darin enthaltenen Abbauprodukte nicht unbedingt zu empfehlen.
- **Phosphor:** siehe Nr. 2

Kalium chloratum – Nr. 4

Bildung der Persönlichkeit

„Deine Gefühle sind für mich wirklich wichtig!"

Ein Kind, das in seinem Gefühlsleben nicht schauspielern, das seine eigenen Gefühle nicht verleugnen muss, lernt echt zu sein. Es wird jene Welt der Erwachsenen, wo man sich gegenseitig ein Theater von Wohlfühlen und Freundlichkeit vorspielt, amüsiert betrachten können.

Aufbau des Körpers

Kalium chloratum bildet den Faserstoff, indem die Eiweißbausteine, die durch Calcium phosphoricum – Nr. 2 gebildet wurden, zu Fasern zusammengefügt werden. Es ist ein bedeutender Betriebsstoff für die Drüsen und bindet chemische Gifte. Es ist das Mittel für das zweite Stadium einer Krankheit, wenn die Gefahr besteht, dass sie sich im Körper festsetzt. Nr. 4 hilft der Immunabwehr besonders nach Impfungen.

> Alles, was die Drüsen beeinflusst, wie etwa elektromagnetische Schwingungen, Milch oder Kakao, belastet den Haushalt dieses Mineralstoffes.

Hinweis

Zeichen für einen Mangel

Schleimiger Husten, Bronchitis, weißer Zungenbelag, weiche Schwellungen, weißer Schleim, Fäden ziehender Speichel, Blutverdickung (reguliert die Fließfähigkeit des Blutes, indem es den Faserstoff bindet), Schwerhörigkeit, Neigung zu Übergewicht, Drüsenschwellungen.

Empfehlenswerte Nahrungsmittel

- **Kalium:** Linsen, Bohnen (weiß), Sojabohnen, Spinat, Sellerie, Kohl, Erbsen, Kohlrabi, Kartoffeln, Melone, Banane
- **Chloride:** Chlor wird mit kochsalzhaltigen Lebensmitteln wie Käse, Wurst- und Fischwaren, Fleisch und Brot als Chlorid aufgenommen. Die Aufnahme über den Darm erfolgt rasch, Überschüsse werden beim Gesunden über die Nieren ausgeschieden.

Kalium phosphoricum – Nr. 5

Bildung der Persönlichkeit

„Die Kräfte eines jeden Menschen sind beschränkt! Du musst lernen, dich darauf einzustellen!"

Wenn Kinder lernen, ihren natürlichen Aktionsradius festzustellen, werden sie sich nicht so leicht sinnlos verausgaben, auch nicht später als Erwachsene, und in keiner Erschöpfungsdepression landen. Ruhephasen, Entspannungsphasen, Erholung, Urlaub, das alles sollte einem Kind in einem gesunden Rhythmus vorgelebt werden.

Aufbau des Körpers

Kalium phosphoricum bringt als „Generalmittel" neue Energie bei allen Erschöpfungszuständen seelischer und körperlicher Natur. Der Mineralstoff kommt in allen Gehirn- und Nervenzellen, im Blut und in den Muskeln vor. Er bindet das Lecithin, das für die Leistungen des Gehirns von großer Bedeutung ist. In Verbindung mit Natrium chloratum – Nr. 8 ist es für den Aufbau von Gewebe zuständig. Dieser Mineralstoff ist für den Körper das Antiseptikum. Wenn also eindringende Krankheitskeime oder anderes desinfiziert werden müssen, braucht der Organismus dringend Moleküle von Nr. 5.

Zeichen für einen Mangel

Platzangst, Lähmungserscheinungen, schlechte Nerven, Mundgeruch (der nicht vom Zähneputzen weggeht), Zahnfleischbluten, schlechtes Zahnfleisch, Zahnfleischschwund, ständiges Hungergefühl (auch nach dem Essen), hohes Fieber (über 38,5 °C).

Empfehlenswerte Nahrungsmittel

- **Kalium:** siehe Nr. 4
- **Phosphor:** siehe Nr. 2

Kalium sulfuricum – Nr. 6

Bildung der Persönlichkeit

„Deine eigenen Erwartungen und Wünsche sind uns sehr wichtig und wir möchten auch, dass du sie uns mitteilst."

Den vielen Erwartungen der anderen müssen nicht nur die Grenzen der eigenen Möglichkeiten gegenübergestellt werden, sondern auch die eigenen berechtigten Ansprüche. Darf das Kind „nein" sagen, nicht aus Trotz, sondern aus einer inneren Einstellung heraus, zu der es schon sehr früh befähigt ist, wird die Entwicklung des Gespürs für das Eigene gefördert und unterstützt.

Aufbau des Körpers

Kalium sulfuricum ist zuständig für die Sauerstoffübermittlung in die Zelle und der Betriebsstoff der Bauchspeicheldrüse. Es ist wichtig für die Produktion des Insulins in den Langerhansschen Inseln. Außerdem wird es benötigt für die Pigmentierung der Haut. Es ist das Mittel für das dritte Stadium einer Krankheit, wenn sie sich schon im Körper festgesetzt hat, also chronisch ist. Dieser Schüßler-Mineralstoff ist – neben Nr. 3 – ein unentbehrlicher Sauerstoffüberträger und sorgt dadurch für eine regelmäßige Zellerneuerung. Außerdem leitet dieser Mineralstoff die Schlacken aus den Zellen. Er wird deshalb überall dort eingesetzt, wo der Stoffwechsel behindert oder träge geworden ist, besonders bei hartnäckigen Fällen. Aber auch bei Gesundheitsstörungen oder Krankheiten, die nicht so recht heraus oder heilen wollen.

Während Nr. 3 für den Sauerstofftransport im Blut zuständig ist, bringt Nr. 6 den Sauerstoff in der Zelle. Wenn von diesem Mineralstoff wenig vorhanden ist, entsteht ein übergroßer Bedarf an frischer Luft, um den Fehlbestand an Sauerstoff ununterbrochen auszugleichen. Der Organismus braucht dann nicht so viel in der Zelle festhalten, weil ihm stets genug zugeführt wird. Ein Kind, das an einem solchen Mangel leidet, meidet deshalb auch Situationen, in denen unter Umständen wenig „Luft" zur Verfügung steht, wie große Menschenansammlungen oder kleine Räume. Mit der Zeit verlegt sich das Vermeidungsbestreben auch in den seelischen Bereich, und es unterscheidet nicht mehr zwischen engem Raum und wenig Luft. Dadurch entsteht zum Beispiel Angst vor einem Tunnel, obwohl in ihm genug Luft zur Verfügung steht. Die Gefühlslage des Kindes ist dabei unbedingt ernst zu nehmen.

Zeichen für einen Mangel
Lufthunger, Claustrophobie (Angst vor engen Räumen wegen „Luft"mangel, z.B. Lift, Seilbahnkabine oder Tunnelfahrt. Angst vor engen Räumen kann auch aus einem anderen Grund auftreten, nämlich als Berührungsangst beziehungsweise Angst vor Umklammerung. Hier hilft Nr. 2.), Schuppen auf der Haut auf klebrigem, gelblichem bis bräunlich-gelblichem Untergrund, Hautkrankheiten, Unverträglichkeit von Feuchtigkeit, Asthma, Pigmentflecken (Ablagerungen in der Haut), Muttermale, Muskelkater, Schuppenflechte, Neurodermitis, Darmpilz, Völlegefühl nach dem Essen, Übelkeit durch Aufregung, Probleme mit der Bauchspeicheldrüse.

> Vermutlich ist Bauchweh von Kindern ohne medizinische Begründung, durch psychischen Stress verursacht, hier angesiedelt. Es ist wahrscheinlich der Bereich der Bauchspeicheldrüse, der schmerzt.

Hinweis

Empfehlenswerte Nahrungsmittel
- **Kalium:** siehe Nr. 4
- **Schwefel:** Da Schwefel ein Bestandteil von Eiweiß ist, kommt er in nahezu allen eiweißhaltigen Lebensmitteln vor. Jedoch kann nicht aller in Nahrungsmitteln enthaltener Schwefel vom Körper verwertet werden, sondern ein Teil wird ungenutzt über die Nieren ausgeschieden.

Magnesium phosphoricum – Nr. 7

Bildung der Persönlichkeit
„Wir werden dich so stärken, dass du dem Spott der anderen möglichst gewachsen bist, dass sie dich kaum beschämen können, dass du dich möglichst nicht blamieren wirst."

Spürt ein Kind seinen eigenen Wert, weil es allein aus der Tatsache heraus geliebt wird, dass es lebt, steht es auf einem guten und festen Grund. Dann wird es sich nicht so schnell verunsichert fühlen, wird nicht so schnell ins Wanken geraten bei unangenehmen Bemerkungen, Äußerungen oder Anspielungen. Es hat Gehen gelernt bei Menschen, die ihm eine Stütze waren, solange es diese benötigte.

Aufbau des Körpers
Nr. 7 ist das Betriebsmittel für die unwillkürliche Muskeltätigkeit und deshalb zuständig für die Tätigkeit der Drüsen, der Nerven, der peristaltischen Bewegungen des Darmes und für das rhythmische Zusammenziehen der Herzmuskulatur. Bei allen plötzlich auftretenden, einschießenden, bohrenden und krampfartigen Schmerzen ist Nr. 7 angezeigt. Magnesium steuert auch das vegetative Nervensystem.

Für Muskelkrämpfe ist im Allgemeinen nicht Magnesium phosphoricum zuständig, sondern Calcium phosphoricum. Mit Hilfe des Magnesium phosphoricums in der Form der heißen Sieben kann zwar eine Erleichterung bewirkt werden, aber der zugrunde liegende Mangel wird nicht aufgefüllt.

Hinweis	Bei Kindern ist besonders wichtig zu beachten, dass starke elektromagnetische Belastungen (Elektrosmog) sehr viel von diesem Mineralstoff verbrauchen. Schokoladenhunger ist ein besonderes Kennzeichen eines Mangels an Magnesium phosphoricum.

Die „heiße Sieben"
Magnesium phosphoricum ist der einzige Mineralstoff, der in bestimmten Fällen eine besondere Einnahmeform verlangt. Dabei werden 7–10 Tabletten in heißem Wasser, das kurze Zeit gekocht wurde, aufgelöst und diese Lösung so heiß wie möglich schlückchenweise eingenommen. Daher die Bezeichnung „heiße Sieben".

Unter „schlückchenweise" ist zu verstehen, dass möglichst kleine Flüssigkeitsmengen in den Mund genommen und dort so lange wie möglich behalten werden, damit die Mineralstoffe über die Mundschleimhäute resorbiert werden können. Verwendet werden kann ein Kinderlöffel, der aber nicht aus Metall sein darf. Bei größeren Mengen wird das Schluckbedürfnis bald übermächtig und, nachdem die Lösung geschluckt wurde, können die Mundschleimhäute die dringend benötigten Mineralstoffe nicht mehr aufnehmen.

Magnesium phosphoricum wirkt als „heiße Sieben" in bestimmten Fällen besonders schnell und ist vor allem bei kolikartigen oder krampfartigen Schmerzen geeignet. Es wird dabei immer als „heiße Sieben" verabreicht, weil dabei die Magnesium phosphoricum-Moleküle dem Organismus besonders schnell zur Verfügung stehen.

Zeichen für einen Mangel
Lampenfieber, Schokoladenhunger, unwillkürliche Verkrampfungen (Bauchschmerzen, Koliken, Regelkrämpfe, Angina pectoris, Migräne im Anfangsstadium), Juckreiz (entspannt die Oberflächenspannung der Haut), blitzartige Schmerzen, Kloßgefühl im Hals (Globusgefühl), Blähungen, Schlafstörungen. Nr. 7 ist ein gutes Schlaf- und Weckmittel.

Empfehlenswerte Nahrungsmittel
- **Magnesium:** Grünkern, Haferflocken, Hirse, Reis (unpoliert), Grahambrot, Knäckebrot, Steinmetzbrot, Bohnen (weiß), Erbsen, Sojabohnen, Nüsse, Pistazienkerne, Datteln, Edelkastanien, Weizenkleie, Leinsamen
- **Phosphor:** siehe Nr. 2

Natrium chloratum – Nr. 8

Bildung der Persönlichkeit
„Wenn du die Erwartungen der anderen nach deinen besten Möglichkeiten erfüllt hast, dann ist das genug! Aber achte darauf, dass es sich um eine tatsächlich geäußerte Erwartung handelt und nicht um eine eingebildete. Sonst geht es schief!"

Niemals darf einem Kind die grenzenlose, aber kitschige und sentimentale Forderung ins Herz gepflanzt werden, dass man einem Menschen, den man gerne hat, die Wünsche von den Augen ablesen könne. Das ist eine grobe Irreführung und hat schon genug Menschen ins Unglück gebracht.

Aufbau des Körpers
Regulation des Flüssigkeits- und Wärmehaushalts, Bildung des Schleims (Mucin) und damit Bildung aller Schleimhäute, Besorgung des Stoffwechsels

aller Körperteile, die nicht durchblutet werden (Sehnen, Bänder, Knorpel, Bandscheiben, Augen).

Zeichen für einen Mangel
Fließschnupfen (wässrig), Hauptmittel bei Heuschnupfen, Nebenhöhlenprobleme, Kälteempfindlichkeit, Empfindlichkeit gegen Luftzug, Bandscheibenschäden, Knorpelschäden, Brandverletzungen (bei frischen Verbrennungen wird ein Brei aufgelegt), Schuppen auf dem Kopf, kalte Hände und Füße, Blasen- und Nierenentzündung, Heißhunger auf salzige und stark gewürzte Speisen, Gelenkgeräusche (Knacken in den Gelenken), viel oder wenig Durst, Schweißregulierung, trockene Haut, salzige, scharfe, brennende Absonderungen, tränende, rinnende oder trockene Augen, trockene Schleimhäute, Schlundbrennen (wenn es die Speiseröhre heraufbrennt), Geruchs- und Geschmacksverlust, Bluthochdruck, Ödeme, „Wasserbauch" (österr.: „Schlabberbauch") durch zu viel Trinken.

Hinweis	Mangelzeichen ist ein übertriebener Kochsalzgenuss – übertriebenes oder fehlendes Durstgefühl. Der Mangel wird verstärkt durch alle Getränke, die der Körper verdünnen muss wie Kakao oder Limonaden. Sie verursachen eine innere Austrocknung.

Empfehlenswerte Nahrungsmittel
- **Natrium:** Der größte Teil wird über die Nahrung durch Kochsalz aufgenommen. Eine Kochsalzzufuhr von fünf Gramm pro Tag wird für Erwachsene als ausreichend angesehen. Derzeit beträgt jedoch der Mittelwert der tatsächlichen Zufuhr etwa 10 Gramm pro Tag. Da eine hohe Zufuhr von Natrium eher belastend wirkt (blutdrucksteigernd), wird eine kochsalzarme Kost empfohlen. Zur Vermeidung einer versteckten, aber belastenden Natriumzufuhr sollte auf konservierte Nahrungsmittel verzichtet werden.
- **Chlor:** siehe Nr. 4

Natrium phosphoricum – Nr. 9

Bildung der Persönlichkeit
„Ein Mensch kann zu seinem Glück nicht gezwungen werden. Es ist die freiwilligste Sache der Welt und Folge einer Freude, von der die Seele erfüllt wird."

Niemand kann das Glück eines anderen erzwingen, auch wenn er noch so viel Druck auf sich selbst ausübt bei der Erfüllung der vermeintlichen Erwartung des anderen. Und niemand kann den anderen so mit gut gemeinten Wohltaten unter Druck setzen, dass er glücklich sein muss! Wenn das gelernt wird, bleibt viel Unglück erspart.

Aufbau des Körpers
Natrium phosphoricum reguliert den Säure- und den Fetthaushalt und baut Zucker ab. Dieser Mineralstoff neutralisiert Säure, was für den Organismus ein unumgänglich notwendiger Vorgang ist. Entsteht im Körper zu viel Säure, wird der Vorrat an diesem Mineralstoff fast vollständig für diesen Vorgang verwendet. Dadurch bleibt der zweite wichtige Bereich, die Versorgung und Betreuung des Fettstoffhaushaltes, auf der Strecke. Der Organismus scheidet Fett, das er durch einen Mangel an Nr. 9 nicht mehr verarbeiten kann, über die Haut aus. Da dies zu Beginn vor allem das eher minderwertige Fett betrifft, verstopft es beim Austritt aus der Haut die Talgdrüsen und lässt Mitesser entstehen. Wenn die Fettausscheidung lange dauert, entsteht eine sehr fettarme Haut, die jedoch nicht mit einer feuchtigkeitsarmen Haut (Mangel an Nr. 8) verwechselt werden darf. In diesem Fall wird eine fetthaltige Creme nicht vertragen.

> Einen überaus großen Einfluss auf den Säurehaushalt des Körpers hat die Ernährung! Versäuernd wirken alle Süßigkeiten, Mehlspeisen und gezuckerten Limonaden, nach denen bei einem Mangel an diesem Mineralstoff aber ein großes Bedürfnis besteht!

Hinweis

Zeichen für einen Mangel
Lust auf Süßigkeiten und Mehlspeisen, Heißhunger, sauer riechende Absonderungen des Körpers (Schweiß, Harn, Wundsein bei Säuglingen), Talgprobleme, Mitesser, Akne, Sodbrennen (brennt nur im Magen), saures Aufstoßen, Gastritis, geschwollene Lymphknoten, Fettsucht, jugendliches Rheuma, fette oder trockene Haare oder Haut, chronische Mattigkeit oder Müdigkeit, Orangenhaut, Gelenkschmerzen, Steinbildung.

Empfehlenswerte Nahrungsmittel
- **Natrium:** siehe Nr. 8
- **Phosphor:** siehe Nr. 2

Natrium sulfuricum – Nr. 10

Bildung der Persönlichkeit
„Keine Angst vor starken Gefühlen! Sie haben genauso ihr Recht wie alles andere, was sich im Inneren der Seele rührt."

Viele Menschen haben Probleme, die drei Bereiche, die im Erleben von Gefühlen wichtig sind, auseinander zu halten. Es ist ein Unterschied, ein Gefühl in seinem Inneren, „innerhalb der Seele", zu erleben, es nach außen zu zeigen oder es gar in das Leben zu bringen, indem es gelebt, also in konkrete Handlungen umgesetzt wird. Und es kann nicht darum gehen, seine Gefühle auszuleben, sich seinen Gefühlen zu ergeben beziehungsweise auszuliefern, sondern sich ihrer Anwesenheit zu erfreuen und sie im Inneren im freien Fluss kommen und gehen zu lassen. Es bleibt dann immer noch die eigene Entscheidung, welche Gefühle nach außen gelassen werden und welchen in Handlungen Gestalt verliehen wird.

Aufbau des Körpers
Im Gegensatz zu Nr. 8 (Kochsalz), das die Körperzellen im richtigen Maß mit Wasser versorgt und Gifte ausscheidbar macht, transportiert Nr. 10 überflüssiges Wasser aus dem Körper ab. Damit ist es das Mittel für die Körperentschlackung und die Ausscheidung von Giften. So ist es auch ein wichtiges Unterstützungsmittel für Leber und Galle. Es reguliert auch den Zuckerhaushalt. Schlacken oder Giftstoffe, die der Organismus nicht bearbeiten kann, werden mit Wassermolekülen verbunden, damit die Giftstoffmoleküle ihre Schädlichkeit verlieren. Allerdings kommt es dadurch zu geschwollenen Beinen, manchmal auch Fingern und Händen. Steht dem Organismus durch eine intensive Einnahme des Mineralstoffes Nr. 10 das Entschlackungssalz wieder zur Verfügung, kann er den Giftstoff in der Leber unschädlich machen, also chemisch abbauen. Dadurch kann die Flüssigkeit, die zur Bindung der Giftstoffe notwendig war, wieder ausgeschieden werden.

Zeichen für einen Mangel
Verschlackung, stinkende Winde (Kinder sollten nicht zum Zurückhalten der Winde gezwungen werden!), Durchfall, zerschlagenes Gefühl in den Gliedern (beginnende Grippe), verschwollene Augen (vor allem morgens), geschwollene Tränensäcke, Vergiftungskopfschmerz (Kater), Reißen und Ziehen in den Gelenken, Gicht, Rheuma, Schuppenflechte, Neurodermitis, hohe Blutzuckerwerte, geschwollene Beine (Regulation der Fließfähigkeit des Blutes durch Entzug von überschüssigem Wasser), Druck im Ohr, Juckreiz auf der

Haut, juckende, beißende Ekzeme, Urticaria (Schlacken werden möglichst über die Haut ausgeschieden. Da sie sehr scharf sind, juckt die Haut), Fieberblasen, Herpes (Salbe!), Warzen, Muttermal.

Empfehlenswerte Nahrungsmittel
- **Natrium:** siehe Nr. 8
- **Schwefel:** siehe Nr. 6

Silicea – Nr. 11

Bildung der Persönlichkeit
„Niemand kann für alles zuständig sein!"
Es muss klar unterschieden werden zwischen den Bereichen, in denen ein Mensch handlungsfähig und verantwortlich ist, und jenen, die seinen Handlungsraum überschreiten, für die er nicht zuständig ist, die ihn, hart ausgedrückt, nichts angehen. Niemand kann für das Glück des anderen zuständig sein. Er kann höchstens Bedingungen schaffen, die Umstände fördern, durch die ein anderer glücklich werden kann! Das Gegenteil von gut ist nämlich nicht nur böse, wie viele glauben, sondern auch gut gemeint.

Aufbau des Körpers
In sämtlichen Zellen des menschlichen Körpers finden sich hohe Anteile an Kieselsäure. Sie ist hauptverantwortlich für den Aufbau des Bindegewebes und die Brüchigkeit des Gewebes. Dies ist vor allem an Haut, Haaren und Nägeln zu erkennen. Die Haut ist eines der wichtigsten Ausscheidungsorgane des Körpers und daher ein zuverlässiger Spiegel unseres Gesundheitszustandes. Silicea reguliert auch die Leitfähigkeit der Nervenbahnen.

Zeichen für einen Mangel
Bindegewebsschwäche, Licht- und Geräuschempfindlichkeit, Zucken der Lider und Mundwinkel, gespaltene Haarspitzen, brüchige, sich in Schichten ablösende Nägel, Ischiasschmerzen, Rheuma, stinkender Schweiß (Fußschweiß), Dehnungsstreifen, Neigung zu blauen Flecken (Brüchigkeit der Aderwände), Ohrgeräusche, Leistenbruch (manchmal ist eine Operation notwendig!).

Empfehlenswerte Nahrungsmittel
- **Silicea:** Kopfsalat, Zwiebel, Rettich, Topinambur, Gerste, Hafer, Hirse, Zinnkraut, Spinat, Wirsingkohl.

Calcium sulfuricum – Nr. 12

Bildung der Persönlichkeit

„Die Welt ist nicht nur draußen, sondern auch innen! Die Welt ist nicht nur innen, sondern auch draußen!"

Menschen, die sich abkapseln, können nicht mit der Umwelt in Kontakt treten. Menschen, die nur in der Welt sind, können nicht bei sich einkehren. Sie können aber auch keine Gäste haben im Reich ihrer Seele, weil sie selbst dorthin keinen Zugang haben.

Aufbau des Körpers

Dieser Mineralstoff, der hauptsächlich in Leber, Galle und den Muskeln vorkommt, wirkt schleimlösend und ausscheidungsfördernd. Außerdem ist er für den abbauenden Eiweißstoffwechsel zuständig.

Zeichen für einen Mangel

Offene Eiterungen wie eitrige Mandel- und Halsentzündung, eitrige Mittelohrentzündung, Abszess und Eiterfistel, chronische Eiterungen, Stockschnupfen, chronische Bronchitis, Zahnfleischentzündung, Rheuma, Gicht, aufgetriebene Entzündungen.

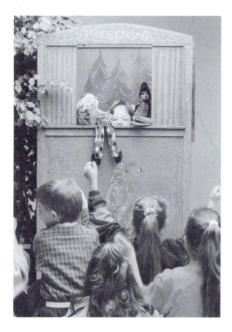

Gesunde Kinder sind starke Persönlichkeiten und nehmen gerne am Spiel des Lebens teil.

Empfehlenswerte Nahrungsmittel
- **Calcium:** siehe Nr. 1
- **Schwefel:** siehe Nr. 6

Die 12 Erweiterungsmittel

Nr.	Name	Empfohlene Potenz	Hauptanwendungsgebiet
13	Kalium arsenicosum	D12	Haut, Schwächezustände, Abmagerung
14	Kalium bromatum, Kaliumbromid	D12	Haut, Nervensystem, Beruhigungsmittel
15	Kalium jodatum, Kaliumjodid	D12	Schilddrüsenmittel, sehr wichtig bei Störungen der Schilddrüse!
16	Lithium chloratum, Lithiumchlorid, Chlorlithium	D12	Gichtisch-rheumatische Erkrankungen, schwere nervliche Belastungen
17	Manganum sulfuricum	D12	Förderung der Aufnahme von Eisen
18	Calcium sulfuratum	D12	Erschöpfungszustände mit Gewichtsverlust
19	Cuprum arsenicosum	D12	Kolikartige Schmerzen, Nierenleiden
20	Kalium-Aluminium sulfuricum	D12	Blähungskoliken, belastetes Nervensystem
21	Zincum chloratum, Zinkchlorid	D12	Belasteter Stoffwechsel, Menstruationsbeschwerden, Nervenkrankheiten
22	Calcium carbonicum	D12	Erschöpfungszustände, frühzeitiges Altern (auch schon bei Kindern möglich!)
23	Natrium bicarbonicum	D12	Säureüberladung, Schlackenausscheidung
24	Arsenum jodatum, Arsentrijodid	D12	Haut (nässende Ekzeme, jugendliche Akne), Heuschnupfen

Einnahme der Mineralstoffe

Die Mineralstoffe werden mit Milchzucker homöopathisch verrieben und nach Hinzufügen von Hilfsstoffen zu Tabletten gepresst. Empfehlenswert sind Mineralstofftabletten, die ohne Weizenstärke hergestellt werden, da diese für Allergiker eine hohe Belastung darstellt.

Der Milchzucker, der den größten Teil der Mineralstofftabletten ausmacht, wird erst im Dickdarm (!) vom Organismus in Milch- und Essigsäure abgebaut. Dadurch wird im Darm der Wasserinhalt vermehrt, so dass der Darminhalt aufgeweicht und der Stuhlgang über eine gleichzeitig erfolgende Anregung der Darmperistaltik erleichtert wird. Milchzucker greift im Unterschied zu Saccharose, dem normalen Zucker, die Zähne nicht an, was bei der Einnahme einer größeren Anzahl Mineralstofftabletten von großer Bedeutung ist. Milchzucker wird in der Medizin für bestimmte Krankheiten eingesetzt, wobei Mengen bis zu 100 Gramm vorkommen. Das entspricht bei den Mineralstoffen nach Schüßler 400 Tabletten. Eine so hohe Dosierung wird in der Biochemie nach Schüßler bei verantwortungsvoller Anwendung nie erreicht.

> Auch eine Dosierung von bis zu 100 Tabletten stellt keine Belastung für den Körper dar

Es gibt allerdings die sehr seltene Möglichkeit, dass der Milchzucker zu Blähungen und abgehenden Winden führt, ebenso zu leichten Schmerzen und Krämpfen im Bauch. Auch Durchfall kann sich einstellen. Dann sollten die Mineralstoffe in Wasser aufgelöst und das Wasser schlückchenweise in den Mund genommen und dort so lange wie möglich behalten werden. Von dort treten die Mineralstoffe ungehindert in den Körper über. Erst nach einiger Zeit wird die Flüssigkeit geschluckt, kann aber auch ausgespuckt werden. Auf den Milchzucker, der sich am Boden absetzt, kann dann bei der Einnahme verzichtet werden.

Folgendes sollte bei der Einnahme berücksichtigt werden:

- Die Mineralstoffe werden entsprechend der Einnahmeempfehlung aus ihren Behältern herausgezählt und gut durcheinander gemischt. Grundsätzlich können alle Sorten untereinander gemischt werden.
- Üblicherweise lässt man die Tabletten einzeln im Mund zergehen. Der Milchzucker wird geschluckt und hat meist einen angenehmen Geschmack, wenn die Qualität der Tabletten in Ordnung ist.
- Wenn sich durch eine größere Menge einzunehmender Mineralstoffe Probleme ergeben, können auch mehrere Tabletten auf einmal in den Mund genommen werden. Die Wirkung wird kaum beeinträchtigt.

- Bei einer Ablehnung des Milchzuckers können die Tabletten auch in Wasser aufgelöst werden.
- Für Zuckerkranke ist es notwendig, den Milchzucker zu vermeiden. Sie rühren nach dem Auflösen der Tabletten nicht um und nehmen die Lösung langsam in den Mund.
- Werden die Tabletten aufgelöst, hat es sich bewährt, die herausgezählten Tabletten in drei Teile zu teilen und dann in drei so genannten Cocktails zu nehmen beziehungsweise zu verabreichen.

Einnahme in verschiedenen Lebensaltern

Säugling

Wenn die Mutter stillt, nimmt sie die Mineralstoffe ein. Oder sie werden in ein wenig abgekochtem Wasser aufgelöst und dem Säugling in den Mundwinkel geschmiert. Auch wenn er durch seine Zungenbewegungen den Milchzuckerbrei wieder herausschieben sollte, die Mineralstoffe gehen dabei über die Mundschleimhäute in den Körper über.

Schon der Säugling kann von der ersten Stunde an die Mineralstoffe bekommen

Eine weitere Möglichkeit ist die Beimengung in das Fläschchen. Dabei werden die benötigten Mineralstoffe zuerst in abgekochtem Wasser aufgelöst und dann zugegeben.

Bei Bauchkrämpfen, Husten oder Hautproblemen gibt es auch die Möglichkeit der äußeren Anwendung als Cremegel, Gel, Salbe oder Mineralstoffbrei (siehe Seite 45).

Kleinkind

Beim Kleinkind kann damit begonnen werden, die notwendigen Mineralstoffe in einer kleinen Schale anzubieten. Das Kind wird die Tabletten dankbar annehmen und einnehmen. Wenn es genug hat, hört es von selbst auf. Viele Mütter haben Sorge, das Kind könnte zu viel einnehmen. Doch diese Sorge ist unbegründet.

Am Anfang kann es sein, dass das Kind die Mineralstoffe nicht lange genug im Mund behält, sondern sie zerkaut und dann schluckt. Dabei wird die Wirksamkeit der Mineralstoffe zwar eingeschränkt, aber nicht aufgehoben.

Sollten die Tabletten abgelehnt werden, was immer wieder vorkommt, werden sie aufgelöst und in dieser Form gegeben. Es kommt auch dann noch vor, dass Kinder die milchig-weiße Farbe der Flüssigkeit nicht wollen. Dann ist es am besten, wenn die aufgelösten Mineralstoffe dem Fläschchen beigemengt werden. Die Möglichkeiten der äußeren Anwendung stehen ebenfalls zur Verfügung.

Kind

Kinder, die sich jahrelang an diese wunderbare Möglichkeit, sich die Gesundheit zu erhalten, gewöhnt haben, können die Tabletten auch schon selbst nehmen. Dabei sollten sie unterstützt werden. Sie haben einen guten „Riecher" und sind oft sehr treffsicher, was die Wahl der benötigten Mineralstoffe anbelangt. Trotzdem ist es notwendig, dass der begleitende Erwachsene die Einnahme beobachtet und die Wahl kontrolliert.

Es ist immer wieder überraschend, wie schnell Kinder sich die verschiedenen Zuordnungen von Mängeln und den betreffenden Mineralstoffen merken und fähig sind, sie anzuwenden.

Jugendlicher

Der Jugendliche sucht sich weitestgehend, wenn er mit den Mineralstoffen nach Schüßler aufgewachsen ist, diese selbst aus. Er muss bei gesundheitlichen Störungen gefragt werden, ob er einen Arzt möchte oder es zuerst mit den Schüßler-Salzen versuchen will. Es bleibt trotzdem der Verantwortung des Erwachsenen überlassen, wann eine fachkundige Behandlung zu erfolgen hat.

Dem Jugendlichen stehen natürlich alle Möglichkeiten der Anwendung offen. Er ist meistens bei guter Begleitung auch bereit, sich selbst durch Literatur mit dieser Heilweise auseinander zu setzen.

> Jugendliche sollten mitentscheiden können, ob eine Störung mit Schüßler-Salzen oder konventionell behandelt wird

Die äußere Anwendung

Die äußere Anwendung hat den Vorteil, dass die benötigten Mineralstoffe direkt, ohne Umwege, zum Einsatzort gelangen und deshalb außerordentlich schnell Hilfe bringen können.

Brei

Werden die Mineralstoffe aufgelöst, lassen sie sich wunderbar von außen über die Haut dem Körper zuführen. Dabei ist immer zu beachten, dass Salben wesentlich weniger Wirkstoffe enthalten als die Pastillen. So ist bei einem großen Bedarf das direkte Auflegen vorzuziehen. Dabei unterscheiden wir zwei Arten:

- Auflegen von Tupfern, Mullbinden oder Tüchern (Wickel), die mit dem wirkstoffhaltigen Wasser getränkt sind.
- Auflegen von aufgelösten Pastillen in Breiform. Dies ist bei frischen Verletzungen vorzuziehen. Wenn die Verletzungen allerdings groß sind, ist ärztliche Versorgung zu beanspruchen!

> Über den Brei eine Frischhaltefolie geben, damit er nicht zu schnell austrocknet und das Wasser als Transportmittel für die Mineralstoffmoleküle erhalten bleibt. Dies bewährt sich auch beim Auflegen von getränkten Tupfern, Binden und Tüchern.

Hinweis

Der Milchzucker wirkt insofern positiv, weil er leicht desinfizierend ist. Sollte sich jemand scheuen, den Milchzucker auf Verletzungen aufzutragen, kann er die Lösung alleine auflegen. Auf jeden Fall ist es einen Versuch wert und kann zunächst bei kleinen Verletzungen versucht werden.

Salben, Gele und Cremegele

Alle Mineralstoffe gibt es in der Zubereitung als Cremegele, Gele oder Salben, die eine sehr angenehme Anwendung der Mineralstoffe nach Schüßler ermöglichen. Die Behälter sollten nicht aus Metall sein.

Salben

Salben können entweder mehrmals am Tag hauchdünn aufgetragen, auch einmassiert werden, ohne einen Verband anzulegen. Oder ein messerrückendicker Belag wird aufgetragen und mit einem Verband abgedeckt, der täglich oder nach Bedarf erneuert wird. Diese Form der Applikation (Anwendung) eignet sich besonders gut für die Nacht.

■ Das zu behandelnde Problem bestimmt die Auswahl aus den verschiedenen Anwendungsmöglichkeiten der Salben

Bei Schmerzen ist oft nur das äußerst behutsame Auftragen eines hauchdünnen Salbenfilmes angebracht, welcher so oft wie möglich erneuert wird. Auf eine gereinigte offene Wunde kann ohne weiteres eine Heilsalbe aufgetragen werden. Der Fettanteil ermöglicht einen elastischen Wundrand und damit ein besseres, krustenfreies Abheilen.

Hinweis	Bei der Behandlung von akuten Fällen ist die Berücksichtigung der Salbengrundlage von besonderer Bedeutung.

Gel

Gele sind hydrophile Salbengrundlagen. Sie werden aus gelbildenden Grundstoffen durch Quellen mit Wasser hergestellt und enthalten 80 bis 90 Prozent Wasser. Sie sind besonders zur Behandlung von Schleimhäuten geeignet.

Im Unterschied zur Salbe wird dem Mineralstoff beim Gel ein besonders gutes Eindringen in das Hautgewebe ermöglicht. Dadurch tritt die Wirkung besonders schnell ein und die Tiefenwirkung ist hier am besten.

Cremegel

Bei längerer Verwendung eines Gels kann es wünschenswert sein, eine rückfettende Komponente einzuarbeiten, weil die Haut an Geschmeidigkeit verliert. Dabei bleibt die intensive Tiefenwirkung des Gels erhalten.

Schönheitspflege – Kosmetik

Jedes Mädchen in der Pubertät, aber auch die Jungen legen Wert auf ein gepflegtes Äußeres. Außerdem, ob sie es wollen oder nicht – es gilt, einem gewissen Schönheitsbild zu entsprechen. Für die Hautpflege steht eine Pflegelinie mit Mineralstoffen nach Schüßler zur Verfügung (s. S. 2).

Gesichtscreme

Die Gesichtscreme ist geeignet für alle Hauttypen, unterstützt das Bindegewebe der Gesichtshaut, mildert Couperose (Äderchen auf den Wangen) und wirkt feuchtigkeitsregulierend sowie der Hautalterung entgegen. Die Gesichtscreme ist eine angenehme, nicht sehr fette Feuchtigkeitscreme ohne Duftstoffe und kann im Bedarfsfall auch unter jeder anderen Gesichtspflege aufgetragen werden.

Körperpflegecreme Regeneration

Sie verfeinert das Hautbild wesentlich. Die Haut wird feinporig, samtig weich, bekommt einen natürlichen lebendigen Glanz und wird wieder straffer. Die Körpercreme enthält keine Duftstoffe.

> Nicht nur aus kosmetischer Sicht ist es wichtig, die Haut zu pflegen und zu reinigen. Es ist auch medizinisch notwendig

Körperlotion

Die feuchtigkeitsspendende Körperlotion für die normale, eher junge Haut ist ideal für alle, die schnell nach dem Duschen eine tiefenwirksame Körperpflege anwenden wollen.

Duschgel für Körper und Haare

Das Duschgel belebt die Haut und unterstützt deren Schutzfunktion. Es bewirkt eine milde Reinigung der Haut und der Haare und führt wichtige Mineralstoffe zu. Dieses Duschgel wird auch als Haarshampoo und eventuell als Badezusatz verwendet. Bei längerer Einwirkung werden die Haare gestärkt und bekommen wieder Spannkraft und Glanz. Das zugesetzte ätherische Orangenöl wirkt gegen Pilze und Bakterien und hat einen angenehmen, erfrischenden Duft.

Die äußere Anwendung

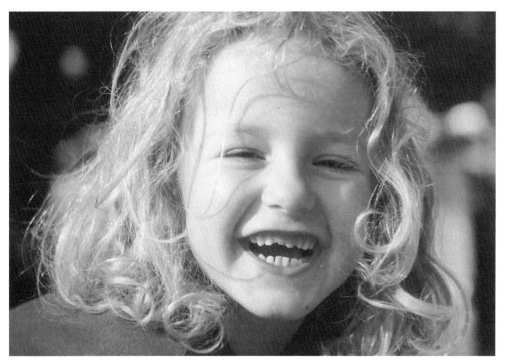

Ein gesundes Kind fühlt sich pudelwohl von Kopf bis Fuß!

Reaktionen auf die Mineralstoffe

Häufig zeigen Menschen mehr oder weniger starke Reaktionen auf Maßnahmen, die eine Verbesserung ihrer gesundheitlichen Situation erreichen sollen. Es ist möglich, dass jemand vor den Reaktionen so zurückschreckt, dass er lieber wieder in die alte, gewohnte, aber krankmachende Situation zurückkehrt. Dies gilt neben der Einnahme von Schüßler-Salzen vor allem auch für die von uns häufig empfohlene Veränderung des Schlafplatzes, die Montage eines Netzfreischaltgerätes oder aber das Entfernen von Spiegeln. Auch seelische Blockaden werden natürlich nicht immer leicht aufgearbeitet.

Kinder müssen von den Erwachsenen im Falle von Reaktionen klug begleitet werden. Auf der einen Seite geht es um das Abwägen von dem zumutbaren Maß an Reaktionen, auf der anderen um die optimale Einstellung der Dosierung, so dass die Reaktionen im erträglichen Rahmen bleiben.

> Reaktionen sind Rückmeldungen des Körpers, dass die Therapie anschlägt

Auswirkungen von Belastungen

Der Körper hält das Leben unter allen Umständen und Belastungen so lange aufrecht, wie es ihm möglich ist. Die Belastungen verhindern aber eine volle Lebendigkeit, denn es müssen Abstriche von den Lebensmöglichkeiten gemacht werden. Diese Abstriche werden nach einer Rangordnung durchgeführt, die die Aufrechterhaltung des Lebens so lange wie möglich gewährleisten soll. Es werden also zum Beispiel zuerst die Haare, Nägel, Zähne oder Knochen nicht mehr optimal versorgt oder aber Beschädigungen nicht mehr repariert. Sie bleiben bestehen, weil der Körper zu wenig Baustoffe oder zu wenig Energie hat, die Probleme anzugehen.

Wenn dann eine Betriebsstörung auftritt, ist sie unserem üblichen Lebenslauf normalerweise im Weg und wird verdrängt. So werden Schmerzen nach einer Verletzung häufig sofort mit einem Schmerzmittel unterdrückt oder Fieber durch die unmittelbare Gabe von Antibiotika verhindert. Durch diese Maßnahmen erfolgt mittels Fermentblockade und anderem tatsächlich eine schlagartige, wenn auch nur scheinbare Heilung – aber zugleich auch eine Unterdrückung und Verhinderung des Erkennens der wahren Ursachen und der Ausscheidung aller Gift- und Krankheitsstoffe.

Wenn ein Kind zusätzlich durch einen schlechten Schlafplatz belastet ist, dann ist der Stau von Gift-, Ermüdungs- und Belastungsstoffen noch größer. Bald stellt sich das Gefühl des Immer-müde-Seins ein, das immer schlimmer wird. Auf einem schlechten Schlafplatz kann der Organismus die notwendige Entgiftung und Entschlackung nicht durchführen. Das Kind steht schon missgelaunt auf, und es kommt ununterbrochen zu Reibereien. Das Zusammenleben ist „vergiftet".

Am Anfang ist der Entgiftungsapparat des Körpers solchen Belastungen noch gewachsen. Sie kosten aber viel Kraft. Man denke nur an die noch wochenlange Erschöpfung der Kinder nach der Einnahme von starken Medikamenten wie Antibiotika. Doch wenn der Entgiftungsapparat erschöpft ist, kann er die Belastungsstoffe nicht mehr ausscheiden, und der Körper bewegt sich in Richtung Allergien.

■ Alle Krankheiten, die nicht ausgeheilt werden, werden buchstäblich in den Körper hineingedrückt

Die Belastungsstoffe müssen aber aus dem Blut, aus der Lymphe und aus der Gewebsflüssigkeit entfernt werden. Und der einzige Platz, der dann noch offen ist, das sind die Körperzellen. Diese werden also Schicht für Schicht belastet. Die Giftstoffe lagern sich im Innern der Zelle nach und nach ab und verursachen damit eine Schädigung des Abwehrsystems, bis „nichts mehr geht". Wenn der Körper vollgepumpt ist mit Medikamenten, Krankheits- und Belastungsstoffen kommt es zu den bekannten Beschwerden wie Medikamentenallergie, Überreaktionen auf schon ganz geringe Mengen von Nahrungsmitteln, Bewegungsunfähigkeit oder zu chronischen Leiden.

Da bei der Ablagerung der Belastungsstoffe in den Körper die letzten Reserven an bestimmten Mineralstoffen bereits erschöpft sind, muss bei einem neuerlichen Kontakt mit diesem Stoff der Organismus auf Gewebe zurückgreifen, das abgebaut wird, um auf die in ihm enthaltenen benötigten Stoffe zugreifen zu können. Aus der Nasenschleimhaut werden die letzten Natrium chloratum-Moleküle abgebaut. Der Schleim fällt dabei in Massen an und die Augen beginnen zu tränen. Aus den Bronchien werden Kalium chloratum-Moleküle abgebaut, ein weißer, Fäden ziehender Schleim tritt auf und Atemnot entsteht. Auch andere Beschwerden lassen sich auf diese Abbauvorgänge zurückführen.

Der Organismus beginnt zu arbeiten

Werden dem Organismus die Mineralstoffe als Betriebsstoffe zur Verfügung gestellt, beginnt er sofort, die Speicher aufzufüllen, die Belastungsstoffe auszuscheiden und schadhafte Stellen im Körper wiederherzustellen.

Der Umschwung wird eingeleitet

Die Einnahme der Mineralstoffe (häufig in Begleitung anderer Maßnahmen) setzt im Körper Prozesse der Entschlackung im Sinne von Heilung in Gang. Alle Stoffe, die entgiftet werden müssen, werden nun ausgeschieden und die schadhaften Stellen repariert. Natürlich verbrauchen diese Vorgänge viele Mineralstoffe.

- Im Besonderen viel Nr. 3 – Eisen phosphoricum, was zu einer leicht erhöhten Temperatur führt.
- Viel Nr. 8 – Natrium chloratum, was Schnupfen hervorruft.
- Vor allem viel Drüsenbetriebsstoff Nr. 4 – Kalium chloratum, was einen schleimigen Husten zur Folge haben kann.

Das ist der erste Teil der Reaktionen. Sind sie abgeklungen, kann es dem Kranken eine kurze Zeit ganz gut gehen.

Die Reinigung beginnt

Anschließend werden die in den Körperzellen zurück- und aufgestauten Stoffe in Bewegung versetzt. Es geht ans Eingemachte! Im wahrsten Sinne des Wortes. Die Giftstoffe können jetzt, da sie frei beweglich und dem Stoffwechsel des Körpers wieder zugänglich sind, abgebaut werden. Alte Beschwerden und Belastungen, auch Verletzungen und Krankheiten kommen dabei möglicherweise noch einmal zum Vorschein.

> Der Abbau tiefer liegender Schichten erfolgt im Krebsgang. Die jüngsten Schichten kommen zuerst dran und danach immer ältere. Diese Vorgänge können recht lange dauern. Zwischen den Reinigungen tritt immer wieder eine Pause ein. Der Mensch kann sich ein wenig erholen. Die Energie „schiebt" und lässt dann wieder locker. Das ist immer wieder zu beobachten und das Kennzeichen für eine Reaktion.

Hinweis

Unter Umständen entsteht sogar der Eindruck, dass eine alte Krankheit wieder zurückkäme, denn man fühlt sich so krank wie zu der Zeit, als man die Krankheit tatsächlich hatte. Symptome der Krankheit oder die Gefühle, die diese begleiteten, plagen einen plötzlich wieder. Allerdings nicht mehr ganz so schlimm wie zur Zeit der Belastung selbst, und sie hören ohne besondere Einflussnahme wieder auf.

Die Speicher werden aufgefüllt

Beim Auffüllen der Speicher hat der Mensch das Gefühl, dass die alten Kräfte wieder zurückkehren. So ist es auch bei Kindern

Wenn allerdings jemand eine gesundheitliche Störung mit Schüßler-Salzen so behandelt wie mit anderen Medikamenten, dann wird er beim Verschwinden der Symptome die Mineralstoffe absetzen, und bei der geringsten Belastung kommen die Symptome wieder. Er sagt dann: „Die Schüßler-Salze haben auch nicht viel geholfen. Da kann ich ja den Kindern gleich Medikamente geben. Die helfen wenigstens." Dabei wird aber übersehen, dass die Symptome, die ja Betriebsstörungen sind, wie wir wissen, deshalb aufgetreten sind, weil bei einem bestimmten Mineralstoff ein Mangel aufgetreten war.

Wird der Mangel nur so weit aufgefüllt, dass die Symptome beziehungsweise Betriebsstörungen verschwinden, ist deswegen der Speicher noch lange nicht aufgefüllt. Denn erst wenn die Mängel beseitigt sind, kann der Körper damit anfangen, die Speicher zu füllen. Diese gut gefüllten Speicher bilden dann den Puffer, mit dem Belastungen abgefedert werden. In der Folge treten keine Störungen mehr auf.

■ Wer eine gute Behandlung mit Schüßler-Salzen durchführen will, muss die Mineralstoffe noch lange über das Verschwinden der Störungen hinaus einnehmen

Entwicklung im menschlichen Leben

Die Entwicklung des Menschen ist ein einmaliges, unumkehrbares, altersbedingtes Wandlungsgeschehen. Sie äußert sich in Verhaltensänderungen während der Kindheit, Jugend und Lebensreifung. Betrachten wir die verschiedenen Lebensalter, so lässt sich erkennen, dass der Vorgang der Entwicklung eine gewisse Ordnung besitzt, die bei jedem Menschen ähnlich ist. Allerdings darf nicht davon ausgegangen werden, dass die einzelnen Entwicklungsstufen zu den angegebenen Altersstufen exakt durchlaufen werden.

So wurde in der Entwicklungspsychologie versucht festzustellen, wann bestimmte Fertigkeiten und Fähigkeiten ausgebildet werden. Jedes Kind macht diese Entwicklungen in einer bestimmten Reihenfolge durch und es ist möglich festzustellen, wann es für bestimmte Bereiche optimale Voraussetzungen gibt. Dabei handelt es sich sowohl um körperliche als auch um seelische Bereiche.

■ Für jeden Entwicklungsschritt gibt es einen optimalen Zeitraum

So gibt es beispielsweise eine optimale körperliche Voraussetzung für die Entwicklung des Hörens wie auch eine seelische zur Entwicklung des gemeinsamen Spielens. Daraus lässt sich dann der Schluss ziehen, dass es zu Störungen kommt, wenn bestimmte Zeiten versäumt werden. Dieser Abschnitt kann dann nicht mehr und wenn, dann nur mehr eingeschränkt, nachgeholt werden.

Die körperliche Entwicklung

Sie beginnt mit der Befruchtung und der anschließenden Embryonalentwicklung. In ihr finden die bedeutendsten Entwicklungen statt. Der Embryo durchläuft die gesamte Entwicklung des Lebens auf dieser Erde und entwickelt sich vom Einzeller zum hochkomplexen Säuger. Auch im Embryonalzustand geht die Entwicklung bereits schubweise vor sich.

Bei der Geburt beträgt das Gewicht in der Regel um die drei Kilogramm. In der ersten Lebenswoche nimmt das Gewicht meist um etwa 10 Prozent ab. Die Zunahme des gesunden Kindes geht dann kontinuierlich vor sich. Die Trinkmenge beträgt ungefähr ein Sechstel des Körpergewichts, solange das Kind nur mit Milch ernährt wird. Das Geburtsgewicht wird auf diese Weise nach sechs Monaten verdoppelt und nach einem Jahr verdreifacht sein. Dabei sind Zeiten zu unterscheiden, in denen das Kind mehr Längenwachstum zeigt und dann wieder in die Breite geht.

Im Laufe der Entwicklung verschieben sich auch die Proportionen. So beträgt die Kopfgröße im Verhältnis zur Körpergröße beim Säugling ein Viertel, beim Zweijährigen ein Fünftel, beim sechsjährigen Kind ein Sechstel, beim Zwölfjährigen ein Siebtel und beim Zwanzigjährigen ein Achtel. Die Körpermitte verschiebt sich nach unten. Im Laufe der körperlichen Entwicklung gibt es auch funktionelle Verschiebungen. Das Herz wird relativ gesehen kleiner und die Zahl der Pulsschläge verringert sich von durchschnittlich 140 auf 70 pro Minute. Auch die Atmung wird langsamer. Mit sechs Jahren wird noch 22 Mal in der Minute geatmet, der Erwachsene atmet in der gleichen Zeit nur mehr 12 Mal.

Die Entwicklung ist von einer durchgehenden Differenzierung und Strukturierung gekennzeichnet. Körper und Gesicht werden ausdrucksstärker. Der Abschluss der körperlichen Entwicklung wird mit 20 Jahren erreicht, eine Rückentwicklung, das so genannte „aging" setzt mit 35 ein.

Bewusstseinsentwicklung

Die Entwicklung verläuft von einer völligen Unbewusstheit zu einer relativ großen Bewusstheit des Menschen. Sie geht ebenso vom Zustand einer völligen Triebsteuerung zu einem bewusst gesteuerten und gestalteten Leben. Die zunächst totale, symbiotische Abhängigkeit von der Mutter geht im Laufe der Jahre zu einer immer größeren Selbstständigkeit und Eigenständigkeit über.

Ein wesentlicher Veränderungsprozess betrifft die zunehmende Differenzierung der eigenen Gestalt sowie die Differenzierungsfähigkeit in Bereichen wie der Erkenntnis, der Sprache oder im Wollen.

Die Entwicklung in verschiedenen Lebensaltern

Im folgenden Abschnitt wird ein Ablauf der kindlichen Entwicklung bis einschließlich der Pubertät in ziemlich kleinen Zeitabschnitten dargestellt. Die einzelnen Entwicklungsvorgänge, Krisen und gesundheitlichen Probleme können dabei nur nach Wahrscheinlichkeiten den entsprechenden Altersabschnitten zugeordnet werden, da es ja immer wieder zu Entwicklungsvorsprüngen und Entwicklungsverzögerungen kommt. Diese sind im Grunde genommen nichts Beunruhigendes, weil sich vieles im Laufe der Entwicklung „auswächst". Es gibt außerdem Beschwerden, die nicht gezielt einem bestimmten Alter zuzuordnen sind.

Das Kind im Mutterleib

Das Kind, das im Mutterleib heranreift, nimmt bereits regen Anteil am Leben der Mutter. Über den hormonellen Stoffwechsel ist es mit jeder Stimmungsschwankung der Mutter konfrontiert. Mütter, die Angst vor dem neuen Lebensabschnitt haben, geben Stresshormone an den Stoffwechsel ab und belasten damit das Kind.

> Glückliche Mütter sind die beste Voraussetzung für glückliche Kinder

Binden Sie den Vater in die Schwangerschaft ein und lassen Sie ihn teilhaben an dem, was sich in Ihrem Körper abspielt. Lassen Sie ihn die Herztöne hören oder fühlen, wie sich das Kind bewegt. Vor allem zeigen Sie ihm, dass er besonders jetzt eine große Stütze für Sie ist und dass Sie ihn gerade jetzt sehr brauchen, indem er Ihnen hilft, diese Zeit der Unsicherheit in einem neuen Lebensabschnitt gut zu überstehen. Ein liebender Partner, der erkennt, dass er nicht zur Seite geschoben wird, wenn sein Kind geboren wird, kann auch ein liebender Vater sein. Es ist ja auch für ihn eine Zeit der Unsicherheit. Zwei Menschen, die sich liebend zur Seite stehen, sind die besten Eltern und eine gute Voraussetzung dafür, dass das Kind in einer vertrauenserweckenden Umgebung aufwachsen kann.

Wie die Mineralstoffbegleitung während der Schwangerschaft und nach der Geburt durchgeführt werden kann, lesen Sie bitte in unserem Buch *Schüßler-Salze für Frauen* nach.

Die Geburt – Der Geburtsschock

Die Geburt ist sicherlich zusammen mit dem Tod das einschneidendste Erlebnis in einem Menschenleben. Aus dem Wasserbewohner wird ein Landbewohner, es ereignet sich ein Temperatursturz von 37 °C auf 20 °C, aus der Dunkelheit kommt das Kind in die Welt des manchmal doch allzu hellen Lichtes, aus der Welt der Ruhe in die Welt des Lärms und der Hektik, aus der Schwerelosigkeit in die Erdanziehungskraft, aus der vollständigen Verpackung wird es herausgeholt in den Zustand der totalen „Entkleidung" und Verletzlichkeit.

> Der Mensch ist nie mehr einer so starken Veränderung ausgesetzt wie bei der Geburt

Frühgeburten

Frühgeborene bedürfen einer besonderen Betreuung. Bei ihnen ist häufig die Lungenreife noch nicht abgeschlossen, und die Leber und der Schluckreflex funktionieren noch nicht. Da auch die Temperatursteuerung noch unterentwickelt ist, müssen die Kinder meistens im Brutkasten ihren mehr oder weniger starken Entwicklungsrückstand aufholen. Gerade diese Kinder, die durch ihr zu frühes Eintreten in diese Welt schwer belastet sind, können die Hilfe, die die Mineralstoffe nach Schüßler leisten, gut gebrauchen.

Die Mineralstoffe werden am besten aufgelöst dem Fläschchen beigemengt. Die angegebene Menge pro Mineralstoff wird durch die Anzahl der Fläschchen dividiert, so dass z.B. bei einer angegebenen Menge von 12 Stück und sechs Fläschchen jedem Fläschchen zwei Tabletten beigemengt werden.

Mineralstoff	Spezieller Bedarf	Stück/Tag
Calcium fluoratum – Nr. 1	Schutz, Hüllen	12
Calcium phosphoricum – Nr. 2	Eiweißaufbau	12
Ferrum phosphoricum – Nr. 3	Sauerstofftransport	12
Kalium chloratum – Nr. 4	Faserstoffe	12
Kalium phosphoricum – Nr. 5	Energie	24
Kalium sulfuricum – Nr. 6	Sauerstoffversorgung	6
Natrium chloratum – Nr. 8	Knorpel, Schleimhäute	12
Natrium sulfuricum – Nr. 10	Wachstum der Leber	12
Silicea – Nr. 11	Nerven	6
Calcium sulfuricum – Nr. 12	abbauender Eiweißhaushalt	6

Neugeborenengelbsucht

Bei Frühgeborenen ist die Leberreife noch nicht abgeschlossen. Sogar Kinder, die nur kurze Zeit vor dem errechneten Geburtstermin oder gar termingerecht zur Welt kommen, können diese Leberschwäche noch haben. Die Folge ist eine Gelbfärbung des gesamten Körpers. Sie klingt meistens innerhalb von zwei Wochen von selbst ab. Nur in schweren Fällen einer Neugeborenengelbsucht greift die Medizin ein. Erleichtert wird der Abbau des gelben Farbstoffes durch vermehrtes Trinken von Tee. Diese Leberschwäche ist also leicht zu behandeln. Jedoch bleibt eine „energetische" Leberschwäche zeitlebens für das Kind wirksam. Es hat sich ein Störfeld gebildet. So kann man beispielsweise beobachten, dass fast alle Neurodermitiker eine solche Leberschwäche, eine Säuglings-Hepatitis hatten.

Zur Begleitung empfiehlt sich folgende Mineralstoffkombination, die bis über das Verschwinden der gelben Farbe hinaus eingenommen werden sollte:

Mineralstoff	Spezieller Bedarf	Stück/Tag
Ferrum phosphoricum – Nr. 3	Sauerstoffversorgung	5–7
Kalium sulfuricum – Nr. 6	Schlackenabbau	7–10
Natrium sulfuricum – Nr. 10	Schlackenausscheidung, Stärkung der Leber	10–20

Das Neugeborenenalter

Von Anfang an spürt das neugeborene Kind das Wohlgefühl, das vom warmen weichen Körper der Mutter ausgeht. Deshalb sollte bereits am ersten Tag nach der Geburt das Kind möglichst viel bei der Mutter sein. Dort ist es geborgen und gut aufgehoben. Es nimmt die Schwingung der Mutter und ihre Stimmungslage auf. So ist es nicht verwunderlich, wenn besonders verunsicherte und dadurch angespannte Mütter schreiende, verkrampfte Kinder haben.

Trotz aller Einwände von Verwöhnen oder Verziehen sollte man ein Kind nicht schreien lassen. Das Kind erfährt ein tief greifendes Verlassenheitsgefühl, das sich in seine Seele eingräbt. Ein Kind, das Hunger oder Durst hat, empfindet körperliche Schmerzen und Qualen, wenn es nicht gehört und nicht auf seine Bedürfnisse eingegangen wird. Bei Stillkindern ist es kein Problem, dem schreienden Kind die Brust zu geben. Flaschenkinder hingegen sollten mit voll adaptierter Nahrung aufgezogen werden. Das ist Babynahrung, die der Muttermilch voll angeglichen ist.

> Lassen Sie Ihren Säugling nicht schreien! Denn es gibt nichts Schrecklicheres für ein Kind, als wenn es nicht gehört wird

Hat das Kind andere Beschwerden wie Blähungen, braucht es Muttis liebevolle Wärme oder stören die nassen, kalten Windeln, wird es mit Schreien auf das Unbehagen reagieren. Es kann sich ja nicht anders äußern. Das Schreien ist immer ernst zu nehmen. Säuglinge, die sich rundherum wohl fühlen, sind zufrieden und schreien kaum.

Haben Sie keine Angst! Wenn Ihr Kind schreit, zeigt es, dass etwas nicht stimmt. Sie werden bald unterscheiden können, was dem Kind fehlt. Jedes Schreien ist anders. Das Kind unterscheidet, ob es Hunger hat, gehalten werden will oder sich einfach meldet: „Ich bin munter!"

Auch wenn viele es nicht glauben können, schon Säuglinge haben eine Mimik und bereits ab der Geburt einen persönlichen Ausdruck ihrer Befindlichkeit. Jedes Kind ist von Anfang an einzigartig, und Mütter, die mehrere Kinder haben, wissen, dass jedes Kind in seinen Lebensäußerungen ganz verschiedenen ist.

Augenentzündungen bei Neugeborenen

In einem solchen Fall sollte auf jeden Fall ein Facharzt zu Rate gezogen werden, damit die Augen keinen Schaden erleiden. Wenn es sich allein um eine Entzündung handelt, reicht alle 10 Minuten eine Tablette Ferrum phosphoricum – Nr. 3. Kommt jedoch schon etwas Eiter dazu, müssen zusätzlich jede Viertelstunde je eine Tablette Natrium phosphoricum – Nr. 9, Silicea – Nr. 11 und Calcium sulfuricum – Nr. 12 gegeben werden.

Neugeborenen-Akne

Das Baby war neun Monate sozusagen als U-Boot unterwegs. Die Haut ist also an ein feuchtes Milieu gewöhnt und von einem Fettmantel, der so genannten Fruchtschmiere bedeckt. Die zarte Haut des Neugeborenen ist besonders empfindlich und muss sich innerhalb der ersten vier Wochen umstellen auf ein Dasein mit Luftumgebung, also einer viel trockeneren Umgebung, die zusätzlich durch die mechanische Belastung durch Windeln und Kleidung verstärkt wird.

In diesen ersten Wochen schuppt und häutet sich das kleine Wesen. Dabei gibt es hie und da kleine Pickel, die manchmal sogar ganze Körperpartien bedecken können. Man muss außerdem bedenken, dass der körpereigene Stoffwechsel langsam in Gang kommt. Zu diesem Zeitpunkt ist eine konsequente und gute Körperpflege das beste Hausmittel. Haben Sie keine Angst vor dem vorerst nicht so schönen Hautbild, nach 14 Tagen ist alles wieder schön zart. Zur Unterstützung der Haut des Neugeborenen ist am besten die **Körperpflegecreme Regeneration** geeignet.

Milchschorf und Kopfgrind

Die Verdauung des kleinen Wesens ist in den ersten Wochen seines Daseins voll damit beschäftigt, ihre Tätigkeit aufzunehmen und in Schwung zu kommen. Wenn dann Produkte, vor allem aus Kuhmilch hergestellte, Unverträglichkeitsreaktionen hervorrufen, wenn also die Milch nicht gut verarbeitet werden kann, kommt es zu schuppigen, oft juckenden Ausschlägen, die als Milchschorf zusammengefasst werden. Die Ausschläge heilen meist rasch ab.

Liegt eine tatsächliche Unverträglichkeit vor, dann wird dieses Problem nicht verschwinden. Eine besondere Rolle spielt in diesem Zusammenhang die Kuhmilch, die für das Menschenkind artfremdes Eiweiß enthält.

Das Hauptmittel bei Milchschorf ist Kalium sulfuricum – Nr. 6. Doch ist es durchaus von Vorteil, wenn noch weitere Mineralstoffe in einer Kombination gegeben werden.

Mineralstoff	Spezieller Bedarf	Stück/Tag
Ferrum phosphoricum – Nr. 3	Entzündungen	7
Kalium chloratum – Nr. 4	Faserstoff	10
Kalium sulfuricum – Nr. 6	Schuppen auf klebrigem Untergrund	20
Natrium chloratum – Nr. 8	Feuchtigkeit der Haut	10

Ein bewährtes Hausmittel ist es, die Kopfhaut an den Stellen, an denen Hautschuppen sitzen, mit Babyöl einzureiben und die Schuppen nach 10 Minuten Einwirkzeit mit einem Babykamm vorsichtig von der Kopfhaut abzuheben.

Schnupfen

Der Betrieb des Flüssigkeitshaushaltes eines Säuglings ist wesentlich intensiver als der eines Erwachsenen. Als Betriebsstoff wird dafür sehr viel Natrium chloratum – Nr. 8 verbraucht. Außerdem wird auch für die Regulierung des veränderten Wärmehaushaltes sehr viel von diesem Mineralstoff verbraucht. Er bildet auch die Schleimhäute. Kommt es zu einem Mangel, kann der Schleim nicht gehalten werden und rinnt aus der Nase.

Jede Viertelstunde eine Tablette und nach der Linderung halbstündlich, später stündlich eine Tablette wird rasch Linderung bringen.

Windeldermatitis

Ein wunder Popo verlangt dringend nach Natrium phosphoricum – Nr. 9, auch als Cremegel. Bei der Ernährung sollte unbedingt auf eine möglichst zuckerfreie Nahrung geachtet werden.

Mineralstoff	Spezieller Bedarf	Stück/Tag
Ferrum phosphoricum – Nr. 3	Entzündung der Haut	10
Kalium chloratum – Nr. 4	Drüsenbelastung, Faserstoffe	7
Kalium sulfuricum – Nr. 6	Oberhautbildung	7
Natrium phosphoricum – Nr. 9	Säureneutralisierung	10–20

Pilzinfektion – Soor

Soor ist eine Pilzerkrankung, die besonders im Mundbereich von Säuglingen auftritt und auch hier lokal behandelt wird, um ein Fortschreiten bis in den Darmtrakt zu verhindern. Soor kann jedoch auch im Windelbereich auftreten und lästig juckende Ekzeme hervorrufen.

Mineralstoff	Spezieller Bedarf	Stück/Tag
Ferrum phosphoricum – Nr. 3	Auseinandersetzung mit fremdem Eiweiß	7
Kalium chloratum – Nr. 4	Drüsenapparat	7
Calcium sulfuricum – Nr. 12	Eiweißabbau	10

Anfangsschwierigkeiten – Blähkoliken

Viele Säuglinge haben große Probleme bei der Umarbeitung des fremden Eiweißes in körpereigenes. Dem Körper ist es nämlich nicht möglich, selbst Eiweiß zu produzieren. Er ist auf die Aufnahme von außen angewiesen und muss dann in sehr komplizierten Umbauprozessen das aufgenommene Eiweiß in den Körper einbauen.

Nicht jeder Säugling leidet an einer Stoffwechselträgheit, die sich in Blähkoliken äußert. Neben den körperlichen Ursachen kann auch eine gestresste oder nervöse Mutter auf ihr „Erstlings"kind den eigenen Stress übertragen und es damit überfordern. Dann ist das Schreikind vorprogrammiert. Den kolikartigen Schmerzen im Bauch ist nicht nur der Säugling, sondern auch die Mutter hilflos ausgeliefert. Zusätzliche Probleme kann der Aufbau des Ausscheidungsprozesses schaffen.

Zur inneren wie zur äußeren Anwendung werden folgende Mineralstoffe empfohlen: Calcium phosphoricum – Nr. 2, Magnesium phosphoricum – Nr. 7 und Natrium sulfuricum – Nr. 10. Jeweils eine Tablette wird in abgekochtem Wasser aufgelöst und der Brei in winzigen Portionen dem Säugling in den Mund geschmiert. Zur äußeren Anwendung wird ein entsprechendes Cremegel auf den Bauch aufgetragen und leicht einmassiert.

Nabelbruch

Der Nabel bedarf einer besonderen Pflege, bis der Nabelschnurrest abgefallen und abgeheilt ist. Wenn Säuglinge sich zu stark anstrengen, etwa extrem viel schreien oder verstopft sind, kann es zum Nabelbruch kommen. Das ist meist nicht tragisch. Der Nabel wird mit einem Bruchpflaster verklebt, so dass er sich nicht mehr herausstülpen kann. Meistens heilt er dann von selbst.

Unterstützend kann folgende Mineralstoffkombination helfen, die auch als Gel oder Cremegel besonders zu empfehlen ist:

Mineralstoff	Spezieller Bedarf	Stück/Tag
Calcium fluoratum – Nr. 1	Elastizität des Gewebes	7
Ferrum phosphoricum – Nr. 3	Durchblutung	7
Silicea – Nr. 11	Abbau der Brüchigkeit des Gewebes	10

Säuglingserbrechen

Bei Säuglingen kommt es häufig vor, dass sie nach dem Stillen oder dem Fläschchen leicht erbrechen. Die Menge ist meistens sehr gering und kann mit einer Überschussmenge gleichgesetzt werden, die der Säugling auf diese Weise ausspuckt. Ein Säugling, der zuwenig trinkt, wird kaum erbrechen.

Durchfall

Der Körper kann nur eine bestimmte Menge an Belastungsstoffen in Deponien ablagern. Wenn diese voll sind, muss er zu Notmaßnahmen greifen. Eine davon ist der Durchfall. Bei diesem Vorgang werden die Belastungsstoffe überfallsartig über den Dickdarm ausgeschieden. Ist die Überfüllung des Körpers mit Schlacken allzu groß, kommt es sogar zu Brechdurchfall. Dies tritt häufig bei Kindern auf.

Die Funktion der Darmzotten kehrt sich hierbei um, das heißt, sie entnehmen dem Nahrungsbrei nicht mehr die für den Körper wichtigen Nährstoffe. Im Gegenteil, nun geben sie in den Darm hinein die belastenden Stoffe ab, so dass sie im Durchmarsch hinausbefördert werden können. Bezeichnend ist dabei auch, dass der Vorgang von einer absoluten Abneigung gegen jegliche Nahrungsaufnahme begleitet wird. Das ist insofern verständlich, da eine Nahrungsaufnahme den im Moment so wichtigen Ausscheidungsvorgang unterbrechen, ja sogar stoppen würde.

Bei Durchfall ist auf den Flüssigkeitsverlust zu achten. Sobald wie möglich sollte wieder etwas getrunken werden, möglichst reines Leitungswasser mit aufgelösten Mineralstoffen nach Dr. Schüßler.	*Hinweis*

Bei Durchfall können auch Elektrolytgetränke, die auf den Bedarf von Kindern eingestellt sind, verwendet werden, um das Austrocknen zu verhindern. Beachten Sie: Je jünger das Kind ist, bei dem Brechdurchfall, Erbrechen oder Durchfall auftreten, umso schneller kann sein Körper austrocknen. Die Zufuhr von Flüssigkeit und Mineralstoffen ist daher sehr wichtig. Vor allem: Gehen Sie rechtzeitig zum Arzt!

Mineralstoff	Spezieller Bedarf	Stück/Tag
Kalium phosphoricum – Nr. 5	Stärkung des Organismus	10
Natrium chloratum – Nr. 8	Ausgleich des gestörten Flüssigkeitshaushaltes	20
Natrium sulfuricum – Nr. 10	Unterstützung der Schlackenausscheidung	20

Bei einem großen Mangel an Natrium sulfuricum – Nr. 10 wird der Stuhl grün, was eine hohe Dosierung dieses Mineralstoffes verlangt.

Die Ernährung des Säuglings

Die Muttermilch ist ohne Zweifel die beste Ernährung für das Kind. Sie bietet das arteigene Eiweiß im genau richtigen Verhältnis zu Kohlenhydraten und Fett. Stillen ist nebenbei bemerkt auch noch von besonderem Vorteil für die Mutter. Nicht nur die Ernährung des Säuglings gestaltet sich recht einfach und unkompliziert, auch die Gebärmutter verkleinert sich schneller auf ihre normale Größe. Außerdem nimmt die Mutter durch das Stillen relativ schnell ab und das Stillen fördert eine gute Figur. Beim Stillen muss die Mutter keine Fläschchen abkochen, keine Babynahrung zubereiten und sie kann ihr Kind überall hygienisch ernähren. Heute gibt es fast überall Stillecken für Mütter beispielsweise in Restaurants, Autobahnraststätten oder Geschäften (Umkleidekabine). Mütter müssen sich für ihr Kind genug Zeit nehmen. Kinder brauchen etwa 20 Minuten, bis sie satt und müde sind. Sie werden dann still und schlafen meist ein.

Zur Unterstützung des Stillens sind folgende Mineralstoffe empfehlenswert:

Mineralstoff	Spezieller Bedarf	Stück/Tag
Ferrum phosphoricum – Nr. 3	Eisenmangel	10
Kalium chloratum – Nr. 4	Drüsen	20
Natrium chloratum – Nr. 8	Flüssigkeitshaushalt	20

Die Pflege der Brust und weitere Empfehlungen können dem Buch *Schüßler-Salze für Frauen* entnommen werden.

Wenn das Stillen nicht möglich ist, erzwingen Sie es bitte nicht. Es gibt heute sehr gute Babynahrung, die allergenfrei und der Muttermilch angepasst ist. Es gibt sogar Produkte auf Sojabasis, die damit kuhmilch- und zuckerfrei sind.

Säuglinge müssen das Trinken an der Mutterbrust oder den Umgang mit dem Fläschchen erst lernen. Ein Kind saugt stärker, ein anderes ist eher schwächer und ermüdet sehr schnell. Vor allem das Stillen ist für die kleinen Wesen enorm anstrengend. Manch ein Säugling beginnt dabei zu schwitzen. Am Beginn der Mahlzeit ist die Milch der Mutter noch dickflüssig, fett und gelb. Für das Kind ist sie besonders wichtig und gesund, enthält sie doch die ersten Abwehrstoffe. Es braucht viel Geduld, auch von der Mutter, die besonders beim ersten Kind oft verunsichert ist.

Beim Flaschenkind sind die Trinkschwierigkeiten meist dadurch gekennzeichnet, dass es zu schnell und zu viel trinkt. Zu große Löcher im Sauger können dazu führen, dass das Kind beim Aufstoßen erbricht.

Verstopfung

Verstopfung betrifft nur die Flaschenkinder. Diese sollten mindestens jeden zweiten Tag Stuhlgang haben. Wenn eine hartnäckige Verstopfung vorliegt, sollte man mehr ungesüßten Tee anbieten und jedem Fläschchen etwas Milchzucker zufügen. Wenn dies nicht die gewünschte Hilfe bringt, ist zu überlegen, ob das Milchprodukt langsam und schrittweise gewechselt werden sollte.

Mineralstoff	Spezieller Bedarf	Stück/Tag
Ferrum phosphoricum – Nr. 3	Durchblutung im Verdauungstrakt	10
Magnesium phosphoricum – Nr. 7	Anregung der peristaltischen Bewegungen im Darm	10
Natrium phosphoricum – Nr. 9	Regulierung der Säure im Darm	10–20

Das 1. Lebensjahr

Das erste Lebensjahr zeigt die größte und rasanteste Entwicklung des Körperwachstums. Das Kind verdoppelt bis verdreifacht sein Gewicht und verdoppelt seine Größe. Es lernt in diesem Jahr sitzen, krabbeln und sich herumzurollen. Es steht auf und manche Kinder lernen auch schon im ersten Lebensjahr gehen. Es werden auch schon einfache Wörter verwendet. Die Entwicklung vom liegenden, vollständig ausgelieferten Wesen zum gehenden Kind ist ein enormer Fortschritt. Eine so starke Entwicklung tritt später nie mehr auf.

Impfungen

Bei Impfungen sollte der Grundsatz gelten: So viel wie nötig und so wenig wie möglich. Es sollte nicht einfach drauflos geimpft werden. Bestimmte Impfungen sind aber wiederum sehr wichtig und sollten auf keinen Fall versäumt werden.

Hinweis | Als Vorbereitung, im Intervall zwischen mehreren Impfungen und zur Nachbehandlung sollten 10 Tabletten Calcium phosphoricum – Nr. 2 und je 20 Tabletten Ferrum phosphoricum – Nr. 3 und Kalium chloratum – Nr. 4 täglich eingenommen werden.

Zur Begleitung von Impfreaktionen und als Hilfe beim Aufbau der Immunabwehr empfehlen wir folgende Mineralstoffkombination:

Mineralstoff	Stück/Tag
Calcium phosphoricum – Nr. 2	10
Ferrum phosphoricum – Nr. 3	10
Kalium chloratum – Nr. 4	20
Kalium phosphoricum – Nr. 5	7
Natrium chloratum – Nr. 8	7
Natrium sulfuricum – Nr. 10	10

Das zahnende Kind

Wenn die Zähne kommen, leiden so manche Kinder. Sie haben meistens einen leichten Schnupfen, der nach Natrium chloratum – Nr. 8 verlangt. Wird der Vorgang von einem leichten Fieber begleitet, ist Ferrum phosphoricum – Nr. 3

nötig. Zum leichteren Durchstoßen des Kiefers hat sich Calcium fluoratum – Nr. 1 sehr gut bewährt. Mit Kalium phosphoricum – Nr. 5 wird die Energie verstärkt, wodurch alles viel leichter geht.

Mineralstoff	Spezieller Bedarf	Stück/Tag
Calcium fluoratum – Nr. 1	Elastizität des Gewebes	7
Ferrum phosphoricum – Nr. 3	Fieber, Schmerzen	10
Kalium phosphoricum – Nr. 5	Energie, Durchstoßungskraft	7
Natrium chloratum – Nr. 8	Zahnbildung, Speichelfluss	10

Ein Mangel an Ferrum phosphoricum – Nr. 3 kann zu Durchfällen oder Verstopfung führen. Dann sollte dieser Mineralstoff höher dosiert werden.

Fieber

Leichtes Fieber

Hat der Organismus besondere Leistungen zu vollbringen, verbraucht er sehr viel Ferrum phosphoricum – Nr. 3. Kommt es zu einem Mangel an diesem Mineralstoff, tritt leichtes Fieber auf. Die biochemischen Zusammenhänge wurden auf Seite 29 und 30 besprochen.

Wird jede Viertelstunde eine Tablette von Nr. 3 gegeben, wird das Fieber bald sinken. Allerdings darf nicht versäumt werden, nach dem Absinken des Fiebers auf eine normale Körpertemperatur diesen Mineralstoff noch lange Zeit einnehmen zu lassen.

Hohes Fieber

Bei hohem Fieber, über 38,8 °C, bringt Kalium phosphoricum – Nr. 5 Hilfe. Alle drei Minuten muss eine Tablette eingenommen werden.

> **Hinweis**
> Bei hohem Fieber hat derjenige, der mit einem Mineralstoff das Fieber senken will, eine große Verantwortung. Hohes Fieber zehrt stark an den Kräften des Kranken, und ab einem gewissen Zeitpunkt ist es ratsam, einen Arzt zu Rate zu ziehen.

Nach dem Absinken des Fiebers kann man immer noch die Folgen des Einsatzes notwendiger starker Arneimittel mit den entsprechenden Mineralstoffen nach Schüßler vermindern.

Sonnenschutz im Babyalter

Säuglinge sollten keinesfalls der Sonne ungeschützt ausgesetzt werden, auch nicht, wenn sie mit der besten Sonnencreme eingecremt sind. Ein schattiges, halbsonniges Plätzchen genügt.

Als Sonnenschutz darf, weil die Abbaufähigkeit der Leber für bestimmte Stoffe noch nicht entwickelt ist, nur ein Produkt verwendet werden, das keine chemischen UV-Filter, sondern mechanische Filter enthält. Dieses Verbot gilt für die ersten zweieinhalb bis drei Jahre! Mechanische Filter bestehen aus kleinsten reflektierenden Plättchen, zum Beispiel aus Titanoxyd. Bei der Wahl des Sonnenschutzes ist außer auf UVA- und UVB-Schutz auch auf einen Schutz vor Infrarotstrahlen zu achten.

Zum Sonnenschutz aus biochemischer Sicht gibt es ein ausführliches Kapitel in unserem Buch *Gesund durchs Jahr mit Schüßler-Salzen*. Außerdem werden sie in jeder Apotheke von geschultem Personal beraten.

Fingerlutschen, Daumenlutschen, Schnuller

Ein weiteres Thema, das immer wieder im ersten Lebensjahr auftaucht, ist der Schnuller. Er hat zwei Funktionen:

- Er dient der Kontaktbefriedigung, indem er ein Glücksgefühl vermittelt. Allerdings gibt es noch genügend andere Gegenstände, an denen Kinder saugen, wobei sie ebenfalls die notwendige ersatzweise Kontaktbefriedigung bekommen.
- Er dient dem Abreagieren des Sauginstinktes. Das ist besonders bei der Ernährung mit dem Fläschchen wichtig, wenn der Saugreflex nicht genügend zum Zuge kommt.

Ich habe beobachtet, dass man Kinder meist mühsam an den Schnuller gewöhnt. Der Säugling kann den Schnuller in der Regel noch nicht lange im Mund behalten. Mit derselben Mühe wird dann das Kind im dritten Lebensjahr wieder vom Schnuller entwöhnt. Wenn das Kind genug Saugmöglichkeiten hat, besonders wenn es gestillt wird, nimmt es seinen Daumen oder Finger nur so lange in den Mund, wie es seiner Entwicklung entspricht. Ein Abgewöhnen des Daumenlutschens ist bei zufriedenen Kindern kaum nötig. Ich kenne aber sehr wohl Mütter, die nachts aufstehen müssen, weil das Kind nach dem Schnuller schreit, den es im Schlaf verloren hat. Insgesamt kann so ein Schnuller Mutter und Kind sehr irritieren.

Das Daumenlutschen ist ein eigenes Problem. Eine Kieferorthopädin erzählte mir, dass der seelische Schaden, der durch das Unterbinden entstehen kann, größer sei, als das Problem eines verformten Kiefers, der überhaupt nicht auftreten muss. Und jedes Daumen-in-den-Mund-stecken ist noch kein Daumenlutschen. Eine gewisse Gelassenheit sollte man in diesem Punkt schon haben!

Die Erziehung im 1. Lebensjahr

Die Erziehung im ersten Lebensjahr darf nicht unterschätzt werden. Wo immer möglich, sollte in allen Lebensbereichen auf den natürlichen Rhythmus des Kindes eingegangen werden. Wenn das nicht möglich ist, sollte eine in bestimmten Grenzen variable Ordnung das Leben des kleinen Menschenkindes bestimmen, bis es selbst zu einem eigenen Rhythmus gefunden hat.

Ein ganz eigenes Thema ist das Schreien. Dabei sollte grundsätzlich davon ausgegangen werden, dass ein Kind nie ohne Grund schreit. Allein der Erwachsene ist es, der mit dem Schreien nicht zurechtkommt, der sagt, man muss es eben schreien lassen, es wird schon aufhören. Tatsächlich aber steckt hinter dem Schreien des Kindes immer ein bestimmtes Anliegen, das gesehen werden sollte. So unterscheiden wir zwischen dem:

- **Verlassenheitsschreien:** Der Kontakt mit der Mutter ist am wichtigsten. Ihre Stimme, ihre Ausstrahlung, ihre Schwingung beruhigt das Kind. Allerdings gibt es auch Kinder, die sich von anderen Personen beruhigen lassen, wobei der Kontakt ausschlaggebend ist.
- **Hungerschreien:** Der Hunger wird befriedigt, vor allem in den ersten Monaten, wenn er sich zeigt. Später wird sich ein Rhythmus in einem bestimmten Rahmen einspielen.
- **Schreien aus physischem Unbehagen:** Hier muss die Ursache gefunden werden wie nasse Windeln, Luftzug, Kälte, Hitze, energetisch belasteter Platz, Spiegelstrahlung, elektromagnetische Felder. Erst wenn die Ursache behoben ist, wird sich das Kind beruhigen. Es können auch mehrere Ursachen das Schreien auslösen.

Dass es ein Schreien aus reinem Lungentraining heraus gibt, möchte ich stark bezweifeln. Grundsätzlich ist das Schreien ein Hilferuf an die Umgebung, der immer gehört werden muss! Es ist aber ein Glück, wenn das Kind nicht zu den so genannten Schreikindern gehört, denn diese brauchen viel Geduld und Kraft, bis sich das Leben so eingespielt hat, dass sich die inneren Prozesse, die für das Schreien verantwortlich sind, verlieren. Aber über all dem Aufwand und der Mühe, die ein solches Kind verursacht, steht die Freude und die Dankbarkeit für sein Da-Sein.

Eine Überfütterung mit Reizen sollte auf jeden Fall vermieden werden. Dabei kann es sich um Lampen, Radio, Fernseher oder andere Schallquellen handeln. Das Gefühl der Geborgenheit wird vor allem durch Kontakt und eine gewisse Ordnung vermittelt, hängt aber auch vom Schutz vor Reizüberflutung ab. Dazu gehört auch das Vermitteln von Grenzen, von „bis hierher und nicht weiter".

Das 2. Lebensjahr

Laufen und Sprechen

Im zweiten Lebensjahr beginnt das Kind zu laufen und zu sprechen. Beim Aufrichten werden die Hände und Arme frei. Als Konsequenz ist das Erlernen der Augen-Hand-Koordination notwendig, ebenso die Hand-Hand-Koordination. In der Folge zieht das Kind alles herunter, räumt Kästen, Laden und Schränkchen aus. Nichts ist mehr sicher. Gegenstände werden in den Raum hineingeworfen, um die Tiefe des Raumes zu erfahren. Diese Zeit ist durch einen übergroßen Bewegungsdrang gekennzeichnet. Folgende Mineralstoffkombination stärkt die Knochen für das Gehenlernen:

Mineralstoff	Spezieller Bedarf	Stück/Tag
Calcium fluoratum – Nr. 1	Elastizität, Flexibilität, Beweglichkeit	7
Calcium phosphoricum – Nr. 2	Stärkung des Knocheninneren	10
Ferrum phosphoricum – Nr. 3	Widerstandsfähigkeit	10
Kalium phosphoricum – Nr. 5	Energie	10
Natrium chloratum – Nr. 8	Knorpel	10
Silicea – Nr. 11	Bindegewebe	7
Calcium carbonicum – Nr. 22	Willensstärkung	5

So oft wie möglich sollte jeder Mensch, auch der Säugling barfuß laufen. Die Reflexzonen werden dabei gleichmäßig und regelmäßig stimuliert und fördern die Entwicklung des kleinen Körpers.

Das Gehenlernen nimmt so viel psychische und physische Energie in Anspruch, dass die sprachliche Entwicklung einen Stillstand erlebt. Mit 18 Monaten wird das Gehen so weit beherrscht beziehungsweise ist es so weit automatisiert, dass das Kind sich beim Gehen auf andere Inhalte konzentrieren kann. Dann wird wieder Energie für das Sprechenlernen frei. Allerdings kann sich die Entwicklung genau entgegengesetzt abspielen, dass nämlich das Kind vor dem Gehenlernen seine Sprache entwickelt.

In der sprachlichen Entwicklung steht das Kind beim Einwortsatz und spricht von sich wie von einer anderen Person, indem es seinen Namen sagt und sich meint. An den Einwortsatz schließt sich der Zweiwortsatz an, der sehr häufig mit „haben" endet, wie „Birne haben".

Wachstum

Das Wachstum sowie die Neubildung von Gewebe fördern die beiden Mineralstoffe Kalium phosphoricum – Nr. 5 und Natrium chloratum – Nr. 8. Gibt es Sorgen wegen eines geregelten Wachstums müssen diese beiden Mineralstoffe reichlich gegeben werden. Empfehlenswert wäre auch noch Ferrum phosphoricum – Nr. 3.

Das Essen

Ein Geduldspiel der besonderen Art ist es, wenn Kinder den Breilöffel das erste Mal selber in die Hand nehmen und zum Mund führen wollen. Das Kind matscht und spielt scheinbar mit dem Essen herum, und mancher Mutter stehen dabei die Haare zu Berge, muss sie doch nachher alles wieder sauber machen, einschließlich ihres Kindes. Das Kind hat aber eine besondere Freude daran, selber zu essen, und je mehr es ermutigend begleitet wird, mit umso mehr Freude wird es später essen und umso schneller ist diese Zeit des Übens vorbei.

Kinder finden sehr schnell heraus, wenn das Essen in ein disziplinäres Spiel ausartet oder gar zum Machtkampf wird. Dann ist es möglich, dass ein Kind über das Essen eine ganze Familie tyrannisiert! Problematische Formen kommen immer über die Erwachsenen in das Leben des Kindes. Es ist unbedingt notwendig, davon auszugehen, dass das Kind grundsätzlich von sich aus dem Leben positiv gegenübersteht und alles lernen will, was ihm zur Bewältigung des Lebens hilft. Daher ist es gut, wenn Kinder ihrem Hungergefühl nachgeben können. Dann essen sie mit Freude.

Das Kind steht dem Leben grundsätzlich positiv gegenüber. Es will alles lernen, was ihm zur Bewältigung des Lebens hilft.

Appetitlosigkeit

Wenn Kinder bei der Nahrungsaufnahme Probleme haben, kann es sich um einen schwer wiegenden Mineralstoffmangel handeln. Dem Kind fehlen dann die für die Verdauung erforderlichen Betriebsstoffe. Es kann die Nahrung weder aufnehmen noch verarbeiten.

Hinweis	Manche Kinder brauchen nicht so viel Essen, wie ihre Eltern meinen. Sie widersetzen sich dann allen Versuchen, sie mit Essen vollzustopfen.

Oft liegt eine Versäuerung des kindlichen Körpers vor. Allerdings kann der Mangel an bestimmten Mineralstoffen auch den Betrieb der Bauchspeicheldrüse und der Leber einschränken. Meistens ist dann eine gründliche Versorgung mit den Mineralstoffen nach Schüßler angesagt.

Mineralstoff	Spezieller Bedarf	Stück/Tag
Ferrum phosphoricum – Nr. 3	Stärkung zur Verarbeitung der Nahrung	10
Kalium phosphoricum – Nr. 5	Verdauungsenergie	7
Kalium sulfuricum – Nr. 6	Unterstützung der Bauchspeicheldrüse	7
Natrium chloratum – Nr. 8	Stärkung der Schleimhäute	7
Natrium phosphoricum – Nr. 9	Reduzierung der Säurebelastung	7

Verbote

Im zweiten Jahr lernt das Kind, Grenzen einzuhalten. Dies wird dadurch geübt, dass es durch ständige Hinweise auf Bereiche aufmerksam gemacht wird, die ihm nicht zuträglich sind und von denen es sich fern zu halten hat. Dabei muss aber ein gewisser Spielraum zur Verfügung stehen, in dem das Kind seine eigenen Erfahrungen machen kann, die unter Umständen auch schmerzhaft sein können. Aber das alles muss im begrenzten Rahmen und verantwortungsvoll geschehen!

Vor allem aber erleichtern Gewohnheiten dem Kind das Zurechtfinden in der völlig neuen Welt. Grundsätzlich ist jede Art von Gewalt abzulehnen, auch der gut gemeinte Klaps. Das Kind findet sich am besten durch behutsames Einführen in dieser Welt zurecht. Wenn es dabei Komplikationen gibt, ist es eigentlich immer überfordert.

Da das Kind ein Augenblickswesen ist, muss die Korrektur sofort erfolgen, und ein Satz wie: „Wart nur, bis der Papa kommt!" ist völlig fehl am Platz.

Außerdem wird der Vater zur Drohfigur und die Mutter untergräbt von Anfang an jedes Vertrauensverhältnis zwischen Vater und Kind. Grundsätzlich soll es nicht zu viele Verbote geben, aber diese wenigen müssen konsequent eingehalten werden. Nichts irritiert ein Kind mehr, als wenn eine Grenze vom Erwachsenen nicht konsequent eingehalten wird.

Das 3. Lebensjahr

Reinlichkeit

Gegen Ende des dritten Lebensjahres wird das Kind trocken und sauber sein. Die körperlichen Grundlagen sind ungefähr ab dem 18. Lebensmonat ausgebildet, so dass jedes Bemühen, das Kind früher rein zu bekommen, körperliche Fehlhaltungen ausbildet, die später beim Erwachsenen mit verklemmt beschrieben werden.

Die Kinder interessieren sich sehr für das, was sie ausscheiden, und spielen manchmal sogar damit. Ein Ekel ist auf jeden Fall unangebracht. Er entsteht in diesem Fall ausschließlich bei den Erwachsenen. Bedenken Sie, dass das Kind etwas hergibt, was ein Teil von ihm ist. Und ein Erziehen mit Strafen, vielleicht sogar mit Gewalt, kommt überhaupt nicht in Frage. Es ist eine ganz einfache Regel, dass Gewalt wieder Gewalt erzeugt, und von dieser haben wir bereits genug in dieser Welt.

Wenn Kinder zu sehr zur Reinlichkeit angehalten werden, das heißt, wenn die Mutter sie aufs Töpfchen drängt, um endlich die lästige Windel los zu werden, reagieren die Kinder häufig mit Verstopfung. Allerdings passiert das Gleiche auch im ganz normalen Prozess des Reinwerdens, in der Übergangsphase, wenn nämlich das Kind vor lauter Sorge, dass etwas daneben gehen könnte, alles zurückhält.

Genauso haben viele Kinder Schwierigkeiten zu spüren, ob jetzt „klein" oder „groß" nach außen drängt. Da sie auf Befragen nicht angeben können, was sie müssen, halten sie eher zurück – mit dem Ergebnis Verstopfung. Eine Frage in der folgenden Art ist deshalb zu bevorzugen: „Musst du aufs WC?"

Wenn das Kind nicht ungestört aufs Töpfchen gehen kann oder sich vor einem viel zu großen WC fürchtet, dann sind das auch Faktoren, die für eine Verstopfung eine große Rolle spielen können. Am allerwichtigsten ist viel Geduld und wieder Geduld. Die Mineralstoffversorgung wurde bereits auf Seite 63 besprochen.

1. Frage- und Trotzalter

Mit zwei Jahren beginnt das erste Fragealter. Unermüdlich fragt das Kind: „Was ist das?" Mit der ebenso unermüdlichen Beantwortung all dieser Fragen wird nicht nur der Wortschatz erweitert, sondern die Erfahrungswelt des Kindes enorm ausgeweitet.

Mit zweieinhalb kommt das erste Trotzalter. Die Schwierigkeiten rühren daher, dass das Kind zum ersten Mal in seinem Leben wenige Minuten voraus in die Zukunft plant. Bei Störungen dieser Planungen reagiert es verständlicherweise unwillig bis trotzig. Am besten ist es, den eigenen Wunsch beziehungsweise Plan in die Planungen des Kindes als den nach dem gerade ausgeführten einzuschleusen. Es wird dann formuliert: „Michi kommt nach dem Legospielen zur Mama."

Doch manchmal, wenn Gefahr droht oder Eile geboten ist, sind Sofortreaktionen nötig. Sie müssen mit sanfter Gewalt durchgesetzt werden. Auf Trotzreaktionen darf nicht geachtet, sondern das Kind sollte abgelenkt werden. Es wurde ja aus seinem direkten Leben herausgerissen, was die Reaktion verständlich macht. Auf keinen Fall sind Primitivmachtkämpfe angesagt.

Die Vieldeutigkeit des Lebens

Die vielen Möglichkeiten des Verhaltens machen das Kind unsicher und labil. Auf einmal hat es Angst vor der Nacht. Auf keinen Fall darf versucht werden, diese Angst mit Schreckgestalten auszutreiben, sondern es sollten gegen diese Angst Schutzgestalten aufgestellt werden, schützende Wesen, die traditionellerweise „Schutzengel" genannt werden. Ich halte sehr viel von Schutzgestalten, auch für Erwachsene. Sie sollten sich aus einer tiefen Entscheidung heraus dem Schutz dieser Wesen anvertrauen, denn erst dann können diese für Sie eintreten.

Aus der durch die Angst verursachten Unsicherheit entsteht ein starkes Zärtlichkeitsbedürfnis des Kindes. Wird es gestillt, entsteht eine Geborgenheit, die dem Kind wiederum die Sicherheit und Standfestigkeit vermittelt, die es benötigt, sich auf weitere Entdeckungsreisen zu begeben, im Inneren wie in der Außenwelt. Diese Zeit wird auch die Frühblüte des Eros genannt.

ICH

Das Kind entdeckt das ICH. Es nennt sich nicht mehr mit dem Vornamen, sondern beginnt von „Ich" zu sprechen. Das hat mit der Fähigkeit, eigene Planungen zu entwerfen und Antworten geben zu können, also mit dem sich langsam entwickelnden Innenleben zu tun.

Verletzungen

Bei Verletzungen hat die Reinigung der Wunde besondere Bedeutung. Die erste Sorge gilt der Entfernung eventuell vorhandener Fremdkörper. Nach neuesten Erkenntnissen sollten so wenig Desinfektionsmittel wie möglich verwendet werden, klares Wasser eignet sich für die Reinigung. Die Heilung schreitet in einem gereinigten feuchten Milieu am besten voran. Trockene Verkrustungen reißen immer wieder auf und begünstigen eine Narbenbildung. Deshalb darf kein Puder aufgetragen werden, denn es entzieht der Wunde Feuchtigkeit. Für die Reinigung von Wunden wird Ferrum phosphoricum – Nr. 3 verwendet. Es ist blutstillend, schmerzstillend und wirkt durch den Milchzucker leicht antiseptisch.

Um ein Austrocknen zu verhindern, werden die Mineralstoffe nicht als Pulver, sondern als Brei aufgetragen und mit einer Frischhaltefolie abgedeckt. Im weiteren Verlauf der Heilung ist nach wie vor darauf zu achten, dass die Wunde feucht und damit elastisch gehalten wird. Ideal ist die Verwendung eines Mineralstoffgels für Wunden. Insgesamt ist die Verwendung der Gele und Cremegele in diesem Zusammenhang sehr zu empfehlen, da sie einen hohen Anteil an Flüssigkeit haben. Mineralstoffsalben, die einen gewissen Anteil an Flüssigkeit aufweisen, können ebenfalls verwendet werden.

Bei Schürfwunden sollte neben dem Brei auch folgende Mischung an Mineralstoffen eingenommen werden. Sie hilft besonders gut und schnell.

Mineralstoff	Stück/Tag
Calcium fluoratum – Nr. 1	7
Ferrum phosphoricum – Nr. 3	20–30
Kalium sulfuricum – Nr. 6	10
Natrium chloratum – Nr. 8	10
Silicea – Nr. 11	10

Der Spielplatz

Wenn Sandkisten in der Nacht nicht abgedeckt werden, besteht die Gefahr der Verschmutzung (Kontaminierung) durch Hunde- oder Katzenkot. Dadurch können Spulwürmer in den Sand gelangen. Deshalb sollten nach dem Aufenthalt in der Sandkiste die Hände gründlich gewaschen werden.

In der Sandkiste finden die ersten Kämpfe ums Spielzeug statt, und so manche Kinderkämpfe arten in Mütterk(r)ämpfe aus. Versuchen Sie, ruhig zu bleiben, und bedenken Sie, dass Kinder oft nicht unterscheiden können zwischen der eigenen Schaufel und der fremden, die vor ihnen liegt. Lehren Sie Ihr Kind fragen, ob es etwas borgen darf. Dann wird die Sandkiste zum Vergnügen für Mutter und Kind.

Das Kindergartenkind – 4. Lebensjahr

Das Kind hat das Ich entdeckt, kann in die Zukunft planen und ist damit reif für den Kontakt mit anderen und damit für den Kindergarten. Das zeigt sich auch noch an bestimmten anderen Faktoren wie der körperlichen Selbstständigkeit. Zu dieser gehört eine gewisse Routine des Lebens mit einer Sicherheit des Gehens, einem möglichst selbstständigen Essen und der Fähigkeit des An- und Ausziehens. Ausgenommen sind das Schließen von Schuhbändern und Knöpfen.

Man sollte Kinder nicht nur möglichst viel selbst machen lassen, sondern sie dazu ermuntern und ermutigen. Dabei ist viel Geduld erforderlich, damit das Kind nicht überfordert wird. Warten können ist gefragt. Die körperliche Selbstständigkeit muss anerzogen werden, sie kommt nicht von selbst. Das Kind hat normalerweise ein größtes Interesse daran, eigenständig zu werden, und „Selber machen!" ist der Satz, der möglichst immer berücksichtigt werden sollte!

Ein Kind hat in diesem Alter seine festen Schlafgewohnheiten, verbunden mit dem von ihm so sehr geliebten Einschlafritual, wobei das der Mutter sich von dem des Vaters unterscheiden kann. Wenn möglich ist ein eigener Raum erstrebenswert, allerdings sollten die Eltern für das Kind jederzeit erreichbar sein.

Du bist so blass!

Häufig heißt es bei Menschen, die im Gesicht sehr blass sind, ja oft sogar richtig wächsern ausschauen, dass sie einen großen Eisenmangel haben. Tatsächlich haben diese Menschen, und das trifft sehr häufig auf Kinder zu, einen großen Bedarf an Calcium phosphoricum – Nr. 2. Dieser Mineralstoff ist nämlich für den Eiweißhaushalt im Körper zuständig. Da sich im Blut sehr viele Eiweißverbindungen befinden, ist dieser Mineralstoff ganz besonders für die Blutbildung zuständig. Außerdem ist er an der Blutgerinnung beteiligt, was ihm besondere Bedeutung zukommen lässt, etwa beim Nasenbluten.

Auch muss bei blassen Personen daran gedacht werden, dass die Durchblutung der Oberfläche des Körpers unter Umständen durch eine zu hohe Muskelspannung behindert ist. Das Blut kann nicht mehr ungehindert durch die feinen Äderchen bis in die letzten Verästelungen an der Hautoberfläche fließen. Dadurch entsteht eine Blutleere, die aber nicht unbedingt etwas mit

Blutarmut zu tun hat. Sie zeigt sich in einer fahlen Gesichtsfarbe, die Extremitäten werden schlecht durchblutet, Fingerspitzen, Zehen und Nasenspitze sind weiß und kalt. Auch in diesem Fall führt Calcium phosphoricum eher zum Ziel als Ferrum phosphoricum.

Kinderkrankheiten

Natürlich ist es bei Krankheiten des Kindes wichtig, ärztlichen Rat einzuholen, besonders bei Infektionskrankheiten oder wenn man nicht weiß, was das Kind eigentlich hat. Das muss ein Arzt abklären, damit nichts versäumt wird.

Bei harmlosen Kinderkrankheiten ist es ganz wichtig, sie nicht zu unterdrücken. Werden die Kinder in diesen Belastungszeiten mit Mineralstoffen nach Schüßler begleitet, gehen sie aus diesen Krankheiten ohne Nachwirkungen heraus. Sie haben keine Nebenwirkungen von Medikamenten abzubauen. Mussten doch Medikamente eingenommen werden, helfen die Mineralstoffe nach Schüßler auch in diesem Fall. Sie unterstützen den kindlichen Organismus bei der Ausscheidung nicht nur der Krankheitsstoffe, sondern auch aller anderen Belastungsstoffe.

Stadium der Kinderkrankheit	Mineralstoff	Stück/Tag
1. Stadium: solange der Organismus mit der Krankheit kämpft	Ferrum phosphoricum – Nr. 3	10–20
2. Stadium: wenn die Gefahr besteht, dass sich die Krankheit im Körper festsetzt	Kalium chloratum – Nr. 4	10–20
3. Stadium: wenn sich die Krankheit im Körper festgesetzt hat, chronische Krankheiten	Kalium sulfuricum – Nr. 6 Natrium sulfuricum – Nr. 10	20 10

Der Wiederaufbau nach einer Krankheit wird durch folgende Mineralstoffe besonders gefördert:

Mineralstoff	Spezieller Bedarf	Stück/Tag
Calcium phosphoricum – Nr. 2	Eiweißaufbau	10–20
Ferrum phosphoricum – Nr. 3	Immunfeld	10–20
Kalium phosphoricum – Nr. 5	Energie	10
Natrium chloratum – Nr. 8	Neubildung von Gewebe	20

Drei-Tage-Fieber

Dies ist ein Fieber, das genau drei Tage anhält und dann so schnell wieder verschwindet, wie es gekommen ist. Es kann sein, dass nachher eine leichter Ausschlag am Körper des Kindes zu beobachten ist. Da die Temperatur nicht höher als 38 °C, allerhöchstens 38,8 °C steigt, kann das Fieber bestens mit Ferrum phosphoricum – Nr. 3 begleitet werden. Ungefähr jede Viertelstunde wird eine Tablette gegeben, solange bis das Fieber zurückgeht. Dann genügt eine Tablette jede Stunde über einige weitere Tage hinweg.

Windpocken

Windpocken sind außerordentlich ansteckend. Es gibt auch hier einzelne ernste Fälle, im Großen und Ganzen aber sind die Windpocken eine leichte Erkrankung, die fast alle Kinder einmal durchmachen. Die Übertragung erfolgt durch Tröpfcheninfektion.

Die Windpocken beginnen mit leichtem Fieber und dem Aufschießen kleiner runder Bläschen an den verschiedensten Körperstellen, die rasch zu kleinen hellen, später eitrigen Bläschen auswachsen, die von einem roten Hof umgeben sind. Die Bläschen trocknen ein und heilen wieder ab. Man findet in ausgeprägten Krankheitsfällen alle Stadien gleichzeitig am Körper, auch auf dem behaarten Kopf und im Mund. Werden die Bläschen mit schmutzigen Fingern aufgekratzt, können sich hinterher hartnäckige verborkende Ausschläge und Narben bilden.

Das akute Stadium dauert etwa fünf Tage. Dann ist eventuell auftretendes Fieber verschwunden. Bis die letzten Reste des Ausschlages abgeheilt sind, vergehen allerdings zwei bis drei Wochen. Die Zeit zwischen Ansteckung und Ausbruch der Krankheit beträgt ebenfalls zwei bis drei Wochen. Zur Unterstützung des Körpers wird folgende Mineralstoffmischung empfohlen:

Mineralstoff	Spezieller Bedarf	Stück/Tag
Ferrum phosphoricum – Nr. 3	Entzündungen	10–20
Kalium chloratum – Nr. 4	Drüsen	10
Kalium phosphoricum – Nr. 5	bei hohem Fieber	alle 5 Min.
Kalium sulfuricum – Nr. 6	Abschuppung	10

Das größte Problem bei den Windpocken ist der Juckreiz, der durch das Auftragen eines Mineralstoffbreies aus Nr. 10 und Nr. 7 gelindert wird.

Scharlach

Scharlach wird durch Blut auflösende Eitererreger hervorgerufen und durch Tröpfcheninfektion übertragen. Nach einer Inkubationszeit von zwei bis acht Tagen tritt Fieber auf, verbunden mit schwerem Krankheitsgefühl, Kopf-, Hals- und Gliederschmerzen und großer Mattigkeit. Bei Kindern können auch Brechdurchfälle hinzukommen. Die genaue Untersuchung ergibt zunächst eine intensive Schwellung und Rötung der Mandeln, der weiche Gaumen ist fleckig, dunkelrot verfärbt und die Zunge weißlich belegt.

Nach ein bis zwei Tagen tritt der typische Hautausschlag auf. Er ist gekennzeichnet durch kleine dicht gedrängte Tupfen, die zunächst leuchtend rot sind und erst allmählich dunkler – scharlachrot – werden. Die einzelnen Tupfen können auch zusammenfließen und zu Flecken verschmelzen. Normalerweise beginnt der Ausschlag am Hals, auf der Brust und am Rücken und ist besonders stark in der Leistenbeuge ausgeprägt. Die Haut ist geschwollen, fühlt sich heiß und samtartig an und juckt. Innerhalb von 10 Tagen normalisiert sich die Temperatur. Es erscheint die charakteristische Verfärbung der Zunge, die Himbeerzunge. Ist der Ausschlag abgeklungen, so beginnt sich der Scharlachkranke zu schuppen. Der Scharlach kann sehr unterschiedlich verlaufen, und leichte oder schwere Formen annehmen.

Bei Scharlach ist eine ärztliche Begleitung unerlässlich, da gefährliche Folgekrankheiten wie Entzündungen des Gehirns, Ohres oder der Gelenke auftreten können!	*Hinweis*

Heute ist Scharlach nicht mehr so folgenschwer und wird meist zu Hause behandelt. Diese Krankheit kann mehrmals auftreten. Die Mineralstoffkombination ist auch für die äußere Anwendung als Gel oder Cremegel zu empfehlen:

Mineralstoff	Spezieller Bedarf	Stück/Tag
Ferrum phosphoricum – Nr. 3	Fieber, Entzündung	10–20
Kalium chloratum – Nr. 4	Abbau der chemischen Gifte der Krankheitserreger	10
Kalium phosphoricum – Nr. 5	bei hohem Fieber, Antiseptikum	10–20
Kalium sulfuricum – Nr. 6	Abschuppung der Oberhaut	10
Natrium chloratum – Nr. 8	Entgiftung, Erneuerung	10
Natrium sulfuricum – Nr. 10	Entschlackung	10

Masern

Masern sind die häufigste Kinderkrankheit, die zunehmend mit Komplikationen auftritt, obwohl vorbeugend geimpft wird. Ihr Erreger ist ein Virus. Säuglinge erkranken während der ersten sechs Lebensmonate nicht. Sie besitzen von der Mutter einen spezifischen Masernschutzstoff im Blut. Ältere Säuglinge können dagegen angesteckt werden und bei ihnen verläuft die Krankheit besonders schwer.

Hinweis	Als Komplikation kann bei Masern eine Gehirnhautentzündung auftreten. Daher ist die Krankheit sehr ernst zu nehmen und muss vom Arzt überwacht werden.

Die Erkrankung beginnt mit Husten und Schnupfen und einer Entzündung der Augenbindehäute, die sehr lichtempfindlich macht. Typisch sind die so genannten Koplikschen Flecken, die sich – wenn auch nicht in allen Fällen – etwa zwei Tage vor Beginn des Ausschlages an der Wangenschleimhaut im Mund zeigen. Auf der entzündlich geröteten Schleimhaut sind winzige weiße Flecken zu sehen.

Erst am zweiten bis dritten Krankheitstag erscheint der charakteristische Masernausschlag, der sich rasch über den ganzen Körper ausbreitet. Er beginnt mit kleinen hellroten Stippchen, die rasch an Größe zunehmen und sich zu zahllosen kleinen, scharf voneinander getrennt stehenden, runden und ovalen roten Flecken vergrößern. Der Ausschlag steht meist zwei bis drei Tage in voller Blüte, blasst dann in weiteren sechs bis acht Tagen ab und verschwindet wieder. Die Fieberperiode dauert etwa fünf Tage, falls keine Komplikationen eintreten. Folgende Mineralstoffmischung empfiehlt sich bei Masern:

Mineralstoff	**Spezieller Bedarf**	**Stück/Tag**
Ferrum phosphoricum – Nr. 3	Entzündung	10–20
Kalium chloratum – Nr. 4	Drüsen	10
Kalium phosphoricum – Nr. 5	bei hohem Fieber	alle 15 Min.
Kalium sulfuricum – Nr. 6	Abschuppung	10
Natrium chloratum – Nr. 8	Wasserhaushalt, bei hohem Fieber	10

Die Hauptansteckungsgefahr besteht unmittelbar vor Ausbruch des Ausschlages. Die Ansteckung erfolgt nur von Kind zu Kind, die Krankheit bricht ein bis zwei Wochen nach der Ansteckung aus. Masernausschlag ist leicht zu verwechseln mit Röteln.

Röteln

Sie ähneln den Masern, verlaufen aber meistens leichter und schneller und sind bei weitem nicht so ansteckend. Auch der Arzt kann – besonders in Einzelfällen außerhalb einer Epidemie – mitunter beide Krankheiten nicht mit Sicherheit trennen. Oft ist der Nachweis von Lymphknoten am Hinterkopf das einzige sichere Zeichen.

Die Rötelnviren schädigen in den ersten drei Monaten der Schwangerschaft den Embryo. Es treten Fehlbildungen auf (Herzfehler, Taubheit, Augenfehler). Deshalb müssen schwangere Frauen jeden Kontakt mit Kindern, die an Röteln erkrankt sind, meiden. Besser ist die Impfung von jungen Mädchen gegen Röteln, die einen lebenslangen Schutz hinterlässt.	**Hinweis**

Normalerweise reicht es, wenn Ferrum phosphoricum – Nr. 3 über einige Tage jede Viertelstunde gegeben wird. Bei schwerem Verlauf empfiehlt sich folgende tägliche Mischung:

Mineralstoff	Spezieller Bedarf	Stück/Tag
Ferrum phosphoricum – Nr. 3	Entzündung, Fieber	10–20
Kalium chloratum – Nr. 4	Drüsen	10
Kalium phosphoricum – Nr. 5	Energie, Widerstandskraft	7
Kalium sulfuricum – Nr. 6	Oberhaut	7
Natrium chloratum – Nr. 8	Regeneration zusammen mit Nr. 5	10

Mumps – Ohrspeicheldrüsenentzündung

Mumps nennt man eine mit oder ohne Fieber durch ein Virus hervorgerufene entzündliche Schwellung einer oder beider Ohrspeicheldrüsen, die auch die Bauchspeicheldrüse und die Nebenhoden befallen kann. Die Schwellung der Wangen verleiht dem Gesicht leicht ein etwas blödes Aussehen, daher der Name „Ziegenpeter".

Die Krankheit ist im Allgemeinen gutartig und macht, abgesehen von dem Spannungsgefühl an den Wangen, kaum Beschwerden. Für Kinder ist es äußerst unangenehm, dass der Kiefer verspannt ist und deshalb kaum gegessen werden kann.

Die Zeit zwischen Ansteckung und Ausbruch der Krankheit beträgt zwei bis drei Wochen. Die Behandlung besteht bei Fieber in Bettruhe und Packungen. Das Spannungsgefühl wird durch Auftragen von etwas warmem Speiseöl auf die geschwollenen Wangen und Anlegen eines wärmenden Watteverbandes gemildert.

Hinweis	Bei Jungen kann eine Hodenentzündung durch das Mumpsvirus hervorgerufen werden, die zur Unfruchtbarkeit führen kann.

Folgende täglich einzunehmende Mineralstoffmischung kann den Heilungsverlauf positiv beeinflussen:

Mineralstoff	Spezieller Bedarf	Stück/Tag
Ferrum phosphoricum – Nr. 3	bei leichtem Fieber	10–20
Kalium chloratum – Nr. 4	Drüsenschwellung	10–20
Kalium phosphoricum – Nr. 5	Vermeidung von unangenehmem Mundgeruch	7
Natrium chloratum – Nr. 8	Speichelfluss	10

Das 5. Lebensjahr

Durch die Unabhängigkeit von der Mutter reift das Kind zur Altersklassensympathie heran. Es gibt erstmals Freunde und Freundinnen, die durch die Fähigkeit zu Sympathie und Antipathie erwählt werden. Ist das Ich gefestigt, wirkt der Mensch nach außen, was sich in der Expansion zeigt. Das Kind ist in stetigem und regem Kontakt mit der Umwelt. Das zeigt sich besonders im starken Bewegungsdrang.

Kinder dieses Alters sind den ganzen Tag in Bewegung und werden einfach nicht müde. Sie hüpfen und springen, und ideal ist ein Dreirad oder ein Tretauto. Die Fantasie ist überschäumend, wobei die Rollen sprunghaft wechseln können. So sind sie einmal Knecht Ruprecht und im nächsten Augenblick schon wieder der Nikolaus.

Was sie bauen, ob mit gekauften oder improvisierten Materialien, kann je nach Bedarf alles sein. Allerdings gibt es auch schon ansatzweise das planvolle Vorgehen.

Verstauchungen – Prellungen

Bei Verstauchungen und Prellungen hat sich ein Mineralstoffbrei aus folgender Mischung bewährt: je 40 Stück von Nr. 3, Nr. 5 und Nr. 8 und je 10 Stück von Nr. 1 und Nr. 11. Zu Beginn wird der Brei aufgelegt, später dieselbe Mischung als Cremegel auf das verletzte Gelenk aufgetragen.

Mitteilungs- und Fragebedürfnis

Die innere Entwicklung ist der körperlichen voraus, wodurch es manchmal zu Ansätzen des Stotterns oder Stammelns kommt. Das ist kein Grund zum Erschrecken. Die Erwachsenen sind dazu aufgerufen, diese Sprachschwierigkeiten zu übergehen und dem Kind zu vermitteln, dass genug Zeit ist, sich mitzuteilen. Problematisch wäre eine Fixierung des Kindes auf diese Schwierigkeiten. Es könnte sich bei allzu großer Beachtung und dem Versuch, sie mit Gewalt zu unterbinden, darauf versteifen.

Auf keinen Fall darf die fantastische Vorstellungswelt des Kindes mit der Sachlichkeit des Erwachsenen konfrontiert werden. Diese beiden Bereiche haben nichts miteinander zu tun.

Die Fragen der Kinder haben sich vom „Was ist?" in Richtung „Warum?" verändert, wobei das Warum weniger den Grund, den kausalen Zusammenhang, sondern mehr das „Wie ist es?" meint. Trotzdem sind diese Fragen manchmal gar nicht mehr so leicht zu beantworten. Sie führen auch schon in den religiösen Bereich, wodurch das Kind, und manchmal der Erwachsene wieder, auf die Frage nach Gott stößt. Dieser Frage darf nicht ausgewichen werden. Sie ist für den Erwachsenen die Chance, den Kindern ihr tatsächliches, wenn vielleicht auch unbeholfenes Verständnis von einem Schöpfer mitzuteilen. Es besteht auch die Möglichkeit, über ein Buch den Zugang für sich und das Kind zu ermöglichen und die alten, eventuell vorhandenen Schädigungen aus der Kindheit abzulegen.

Erziehung

Das Kind braucht in dieser Phase sehr viel Bewegungsspielraum. Muss es zu lange sitzen, kommt es zum Stau, der irgendwann zum Durchbruch führt. In den Kindergärten wird auch auf diese Bedürfnisse eingegangen.

Die Fragen des Kindes sind weitestgehend ehrlich zu beantworten. Man muss Zeit haben, um auf das Kind einzugehen. Es müssen immer wieder neue Betätigungsfelder geschaffen werden. Die Fantasie und der Erlebnis- wie Erfahrungshunger fordern dabei auch die Fantasie der Erwachsenen heraus.

Entwicklung im menschlichen Leben

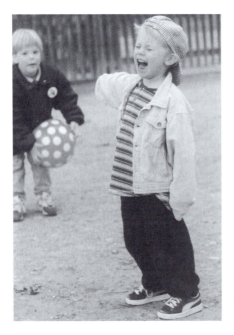

Sind die Kinder sinnvoll beschäftigt, sind sie glücklich. Jedenfalls meistens ...

Zähne! Karies

Die Ernährung hat den größten Einfluss auf eine gesunde Ausbildung der Zähne. Brechen sie mit durchsichtigen Zahnspitzen durch den Kiefer, dann erlitt der Körper bereits einen großen Mangel und konnte die Zähne nicht fertig ausbilden. Bei einem überaus großen Mangel an den für die Zähne wichtigen Mineralstoffen werden nicht einmal alle Zähne ausgebildet. Sie fehlen dann im Gebiss, was aber meistens nur im Milchgebiss vorkommt.

Bei durchsichtigen Zahnspitzen genügt es nicht, die Mineralstoffe nach Schüßler zu nehmen. Dann sind auch parallel dazu Calciumpräparate notwendig, um die Zähne nicht dem Verfall preiszugeben. Die Mineralstoffe müssen zudem über eine sehr lange Zeit eingenommen werden.

Mineralstoff	Spezieller Bedarf	Stück/Tag
Calcium fluoratum – Nr. 1	Zahnschmelz	7
Calcium phosphoricum – Nr. 2	Zahnbein (Zahninneres)	10
Kalium phosphoricum – Nr. 5	Energie für den Aufbau	7
Magnesium phosphoricum – Nr. 7	Elastizität – Spannung	7
Natrium chloratum – Nr. 8	Aufbau	10

Es ist besonders wichtig, durch eine gesunde Ernährung und gründliches Zähneputzen zu vermeiden, dass Füllungen in die Zähne müssen. Auf keinen Fall sollten Amalgamfüllungen verwendet werden. Der Zahnarzt hilft beim Auswählen anderer Stoffe, die aber leider von der Krankenkasse meist nicht bezahlt werden.

Amalgam ist eine Legierung, die aus bis zu 32 Metallen besteht. Die schnelle Härtung tritt durch die Verwendung des Metalles Quecksilber ein. Allerdings bauen sich die Metalle mit der Zeit ab, was zu einer langsamen Vergiftung des Körpers führt, die von den Menschen verschieden schlecht vertragen wird. Manche spüren nichts, andere werden dafür extrem krank. Außerdem entstehen im Mund Ströme, die sich belastend auswirken können. Der Speichel verschiebt sich im pH-Wert in den sauren Bereich, was wiederum den Verdauungsbereich belastet. Die abgebauten Metalle belasten die Leber, wodurch vor allem viel von Natrium sulfuricum – Nr. 10 verbraucht wird. Die metallischen Gifte werden durch Natrium chloratum – Nr. 8 gebunden.

Mineralstoff	Spezieller Bedarf	Stück/Tag
Kalium chloratum – Nr. 4	Abbau chemischer Gifte	7
Natrium chloratum – Nr. 8	Abbau metallischer Gifte	10
Natrium phosphoricum – Nr. 9	Säure	10–20
Natrium sulfuricum – Nr. 10	Ausscheidung	10

Vorschulalter – Das 6. Lebensjahr

Das Kind ist nun reif, den Sinn von Einschränkungen und Verboten zu erkennen und sie einzuhalten. Es kann sich schon nach gewissen Regeln verhalten und hat Verständnis für deren Notwendigkeit. Auch hat es schon ein seinem Alter angemessenes Verantwortungsgefühl für Aufgaben und Pflichten. Es gibt außerdem einen Leistungswillen, den man nicht brach liegen lassen sollte. Nun können zusammen Spiele mit Regeln wie Kartenspiele gespielt werden.

Die vorgelesenen Geschichten werden erfasst und verarbeitet, Bilderbücher sind interessant und fordern das Kind zu Erzählungen auf. Es übt sich dabei in der Sinnerfassung. Manchmal werden verschiedene Geschichten nach der eigenen Fantasie kombiniert. Im Rollenspiel versucht das Kind die nachgeahmte Rolle ähnlich der Vorlage zu gestalten. Es verstellt erstmalig auch die Stimme, um der Rolle ähnlich zu sein.

In diesem Alter ist ein erster Entwicklungshöhepunkt erreicht. Im Spiel mit Gleichaltrigen ist das Kind jedoch ein schlechter Verlierer. Bei Unterhaltungen kann es auch noch schlecht auf andere eingehen und führt eher Monologe.

Im Zeichnen und Malen richtet es sich nach Ähnlichkeiten. Von Menschen kann nur das gezeichnet werden, was das Kind weiß, und nicht, was es sieht. Was bedeutsam ist, wird groß gezeichnet.

■ Bewegung ist für das Kind im Vorschulalter das Symbol des Lebens

Kinder im Sommer

Da Kinder viel sensibler als Erwachsene sind, reagieren sie schneller und heftiger auf Veränderungen ihres Tagesablaufes, der Kost und des Klimas.

Erbrechen

Kinder reagieren auf eine nicht zuträgliche Ernährung spontan und erbrechen. Zur Beruhigung der Magenkrämpfe ist es am besten, Magnesium phosphoricum – Nr. 7 als „heiße Sieben" und Ferrum phosphoricum – Nr. 3 viertelstündlich zu verabreichen.

Durchfall – Verstopfung

In beiden Fällen handelt es sich im Sommer um einen starken Mangel an Ferrum phosphoricum – Nr. 3. Betroffene Kinder sollten alle 10 Minuten eine Tablette im Mund zergehen lassen.

Insektenstiche

Vor allem Kinder leiden in den Sommermonaten ganz besonders unter den Stichen von Insekten. In diesem Fall hilft eine einfache Kombination der Mineralstoffe nach Schüßler besonders gut. Je 10 Tabletten Calcium phosphoricum – Nr. 2 und Natrium chloratum – Nr. 8 werden als Brei auf die frische Einstichstelle aufgetragen. Ist die erste heftige Reaktion abgeklungen, genügt es, ein Gel mit der gleichen Zusammensetzung aufzutragen.

Entwicklungsrückstände

In diesem Fall muss eine umfassende Versorgung angestrebt werden!

Mineralstoff	Spezieller Bedarf	Stück/Tag
Calcium fluoratum – Nr. 1	Aufbau der Zähne, Knochen und Blutgefäße	7
Calcium phosphoricum – Nr. 2	Aufbau aller Eiweißsubstanzen	10
Ferrum phosphoricum – Nr. 3	Aufbau der Widerstandskraft	10
Kalium chloratum – Nr. 4	Drüsen, Faserstoff	7
Kalium phosphoricum – Nr. 5	Energie	7
Kalium sulfuricum – Nr. 6	Bauchspeicheldrüse	7
Magnesium phosphoricum – Nr. 7	Herz, Nerven, Drüsen	7
Natrium chloratum – Nr. 8	Flüssigkeitshaushalt	7
Natrium phosphoricum – Nr. 9	Neutralisierung von Säuren	5
Natrium sulfuricum – Nr. 10	Leber	7
Silicea – Nr. 11	Bindegewebe, Nerven	7

Das Schulkind – 7. Lebensjahr

Der Schuleintritt kann eine Krise durch die damit verbundenen schwer wiegenden inneren und äußeren Veränderungen verursachen. Merkmale dieser Phase sind der Gestaltwandel, der Zahnwechsel und die psychische Reifung.

Gestaltwandel

Um das siebte Lebensjahr verändert sich die Körperform des Kindes. Die Kleinkindform geht über in die Schulkindform. Am deutlichsten wird die Veränderung am Gesicht sichtbar. Das Pausbackige und Runde des Gesichts verliert sich mehr und mehr, der Hals wird länger und die Taille beginnt sich abzuzeichnen. Arme und Beine werden länger und der Zahnwechsel findet statt. Das Milchgebiss wird durch die bleibenden Zähne ersetzt, wobei die Schneidezähne zuerst betroffen sind.

Das Kind wird durch den inneren und äußeren Gestaltwandel sehr labil und krankheitsanfällig.

Die zweiten Zähne

Im Prinzip ist dies der gleiche Vorgang wie im ersten Lebensjahr. Manchmal ist der Zahnwechsel allerdings schmerzhafter, so dass die Dosis der Mineralstoffe wesentlich erhöht werden kann.

Mineralstoff	Spezieller Bedarf	Stück/Tag
Calcium fluoratum – Nr. 1	Elastizität des Kiefers	7
Ferrum phosphoricum – Nr. 3	bei leichtem Fieber, Schmerzen	10–20
Kalium phosphoricum – Nr. 5	Energie für das Durchstoßen des Kiefers	10
Magnesium phosphoricum – Nr. 7	Spannungsminderung	10
Natrium chloratum – Nr. 8	Flüssigkeitshaushalt, Speichelfluss	10–20

Schulreife

Neben den körperlichen Kriterien sind auch psychische Voraussetzungen für die Schulreife notwendig:

- **Gestaltauffassung:** Gefordert ist die Fähigkeit, Gestalten zu erkennen und wiederzugeben, um schreiben und lesen zu lernen.
- **Regelbewusstsein:** Durch ein gewisses Regelbewusstsein kommt die soziale Reife zum Ausdruck, die Fähigkeit, mit anderen umzugehen.
- **Raumorientierung:** Das Kind sollte rechts und links unterscheiden können, um sich im Raum orientieren zu können.
- **Sprache:** Das schulreife Kind kann Sätze von bis zu 15 Silben nachsprechen und Mengen mit bis zu vier Elementen spontan erfassen.

Die Schulreife tritt mit sechs bis sechseinhalb Jahren ein, wobei es Frühentwickler und Spätentwickler gibt. Frühentwickler können ohne weiteres auch später entgegen anders lautenden Meinungen die besten Schüler bleiben. Allerdings tut es Kindern sehr gut, wenn sie genügend Zeit für ihre persönliche Entwicklung erhalten, bevor sie dem schulischen Stress ausgesetzt werden. Von großer Bedeutung ist vor allem in der heutigen Zeit der vielen Einzelkinder, dass nicht nur die Intelligenz gefördert wird, sondern auch die soziale Reife und damit die Entwicklung der Persönlichkeit. Auch ein Kind in diesem Alter ist fähig, sich mit Problemen auseinander zu setzen, und dankbar, wenn es damit konfrontiert wird.

Das Kind ist im ersten Schuljahr aufgrund der vielen Probleme, mit denen es konfrontiert wird, krankheitsanfällig und stimmungsmäßig labil (Kinderjausenstimmung). Der Bewegungsdrang ist, wie auch die ihn begleitende Ungeschicklichkeit groß.

Der erste Schultag

Oft wird auch heute noch gesagt, dass mit dem ersten Schultag der Ernst des Lebens anfange. Da ist auch etwas dran! Die Umstellung, die die Kinder bewältigen müssen, ist enorm. Aber auch für die ganze Familie sind damit oft große Umstellungen ihrer Gewohnheiten verbunden, sowohl im Tagesablauf als auch aufgrund der zunächst vielen Unsicherheiten. Viele Fragen tauchen auf, wie: „Welchen Lehrer werde ich wohl bekommen?" „Wo ist unsere Klasse, der Turnsaal?" „Wie werden die Mitschüler und Lehrer mit mir umgehen?" Das kann bei Mutter und Kind Nervosität auslösen.

Für Mutter und Kind ist es eine Erleichterung, wenn sie vor dem großen Abenteuer Schule, die Entspannung und Beruhigung durch die „heiße Sieben" in Anspruch nehmen. Von besonderer Bedeutung ist, dem Kind ein gesundes Selbstvertrauen mit auf den Weg zu geben. Das wird dann vermittelt, wenn es ermutigend begleitet wird, wodurch es Vertrauen in seine Möglichkeiten und Fähigkeiten entwickelt. Bei Konzentrationsproblemen bewährt sich die Lernmischung (s. S. 96).

Bettnässen

Bettnässen kann viele Ursachen haben. Auf keinen Fall muss es der Druck sein, den angeblich Eltern auf ihre Kinder ausüben. Es gibt noch genug andere mögliche Ursachen, wie Blasenschwäche, eine Wasserader unter dem Bett, ein Spiegel im Zimmer oder Mineralstoffmangel. Hilfreich ist die Einnahme von Natrium sulfuricum – Nr. 10 viertel- bis halbstündlich. Wenn das nicht zum Ziel führt, kann folgende tägliche Mischung empfohlen werden:

Mineralstoff	Spezieller Bedarf	Stück/Tag
Ferrum phosphoricum – Nr. 3	Durchblutung des Blasenschließmuskels	10
Kalium phosphoricum – Nr. 5	Stärkung der harnabführenden Muskeln	10
Natrium chloratum – Nr. 8	Regulierung des aufbauenden Flüssigkeitshaushaltes	10
Natrium sulfuricum – Nr. 10	Regulierung des abbauenden Flüssigkeitshaushaltes	20

Abwehrkräfte für den Winter

Grundsätzlich wird die Abwehrkraft des Körpers durch reichliche Gaben von Ferrum phosphoricum – Nr. 3 gestärkt. Zusätzlich beugt Kalium chloratum – Nr. 4 Husten und Natrium chloratum – Nr. 8 Schnupfen vor. Folgende tägliche Mischung wird empfohlen. Sie sollte über mehrere Wochen eingenommen werden:

Mineralstoff	Spezieller Bedarf	Stück/Tag
Ferrum phosphoricum – Nr. 3	Verbesserung der Versorgung des Organismus	10
Kalium chloratum – Nr. 4	Stärkung der Bronchien	10
Kalium phosphoricum – Nr. 5	Aufbau einer guten Energie	10
Natrium chloratum – Nr. 8	Entgiftung	10

Das hyperaktive Kind

Kinder, die einen unstillbaren Bewegungsdrang haben, leiden oft genug selbst darunter. Der innere Antrieb lässt sich nicht abstellen. Vielfach ist dieses Problem durch eine Stoffwechselstörung verursacht. Generell sollte eine möglichst tiereiweißfreie Kost bevorzugt werden. Von großer Bedeutung ist die Kontrolle des Schlafplatzes. Meistens sind Kinder betroffen, die unentwegte Zuwendung verlangen, vielleicht aus einer Angst heraus.

Hilfreich für das Kind sind Erfahrungen, die das Vertrauen ins Leben stärken. Von den Mineralstoffen nach Schüßler darf man nur unterstützende Wirkung erwarten. Sie können das Problem nicht wirklich lösen.

Mineralstoff	Spezieller Bedarf	Stück/Tag
Calcium phosphoricum – Nr. 2	Existenzaufbau	10–20
Ferrum phosphoricum – Nr. 3	Verminderung der Reibung	10
Kalium phosphoricum – Nr. 5	innere Entlastung	10
Magnesium phosphoricum – Nr. 7	Verminderung der Spannung	7
Silicea – Nr. 11	Entspannung der Nerven	7
Calcium sulfuricum – Nr. 12	Rückkehr zu sich selbst	10
Calcium carbonicum – Nr. 22	Linderung innerster Erschöpfung	7

Nägelkauen

Das Nägelbeißen ist oftmals Ausdruck einer inneren, unterschwelligen Spannung, die sehr gut mit Magnesium phosphoricum – Nr. 7 abgebaut werden kann. In diesem Fall wird der Mineralstoff mehrmals am Tag als „heiße Sieben" eingenommen.

Fettsucht bei Kindern

Es gibt zwei Gründe für den Aufbau von Fettpolstern. Entweder muss der Organismus Stoffe, die er nicht abbauen kann, im Fettgewebe ablagern oder es fehlt an Natrium phosphoricum – Nr. 9, das für den Fettstoffhaushalt zuständig ist. Bei einem Mangel können die zugeführten Fettsubstanzen nicht verarbeitet werden und lagern sich meistens an sehr unbeliebten Stellen am Körper an. Es mag auch sein, dass seelische Gründe die Fetteinlagerung bedingen. Man spricht ja nicht umsonst vom Kummerspeck.

Liegt ein Mineralstoffmangel vor, sollten über lange Zeit (bis zu einigen Jahren) 10 Tabletten Natrium phosphoricum – Nr. 9 jeden Tag eingenommen werden.

Das 8. Lebensjahr

Dies ist eine Zeit der Beruhigung. Das Kind wird belastbarer, Konzentrationsfähigkeit und Ausdauer nehmen zu. Es ist nachahmungsfreudig und übungswillig, wobei es alles so lange üben will, bis es es auch beherrscht. Die visuelle Gestaltauffassung und das Gedächtnis sind jetzt sehr gut entwickelt.

Manchmal denkt das Kind still nach, wobei man es in Ruhe lassen sollte. Es arbeitet die Erlebnisse in seine Innenwelt ein. Es ist hellhörig und feinfühlig für das Leid Anderer. Im Rollenspiel wird nach starker Ähnlichkeit gestaltet. Der Lehrer ist in dieser Zeit die oberste Autorität. Es gibt selten disziplinäre Schwierigkeiten und die Leistung kann auf dieser Stufe ohne weiteres gesteigert werden.

Allergien – Heuschnupfen

Der Körper kann so lange mit Giftstoffen und anderen schwer ausscheidbaren Stoffen belastet werden, bis eine bestimmte Schwelle (Reizschwelle) überschritten ist. Ist der Entgiftungsapparat permanent überfordert, kommt es zu allergischen Reaktionen. Der Körper hat gegenüber den belastenden Stoffen keinen Spielraum mehr. Beim geringsten Kontakt mit dem Stoff tritt die allergische Reaktion auf. Die Folgen der Erschöpfung des Entgiftungsapparates sind beispielsweise Ausschläge, Allergien, Heuschnupfen und eine Ablehnung bestimmter Nahrungsmittel. Letztlich bedeuten sie, dass die Vorräte für jene Stoffe erschöpft sind, die dem Organismus helfen, mit belastenden Stoffen zurecht zu kommen.

Die allergische Reaktion ist eine Nothilfemaßnahme des Organismus. Die allerletzten Reserven der so bitter benötigten Mineralstoffe werden geopfert. Dabei werden die letzten Reste von Natrium chloratum – Nr. 8 aus den Schleimhäuten gelöst. Es kommt zu Nasen-, Augen-, Magen- und Darmschleimhauterkrankungen. Die letzten Reste von Kalium chloratum – Nr. 4 werden aus den Bronchien gelöst, eine schwere Bronchitis oder ein allergisches Asthma ist die Folge, oder die Belastungsstoffe treten durch die Haut aus, was zu schweren Störungen der Haut wie juckenden Ekzemen führt.

Die folgende Heuschnupfenmischung, täglich oder auch mehrmals am Tag eingenommen, ist auch für alle anderen Allergien geeignet:

Mineralstoff	Spezieller Bedarf	Stück/Tag
Ferrum phosphoricum – Nr. 3	Unterstützung des Organismus bei den extremen Anforderungen an den Stoffwechsel	10
Kalium chloratum – Nr. 4	Unterstützung des angespannten Betriebs der Drüsen, Entlastung der Bronchien	10
Kalium sulfuricum – Nr. 6	Versorgung der Zellen mit dem dringend benötigten Sauerstoff und Abbau der Ablagerungen aus den Zellen	7
Natrium chloratum – Nr. 8	Entgiftung, Entlastung der rinnenden Nase und Augen	20
Natrium sulfuricum – Nr. 10	Hilfe beim Ausscheiden der Schlacken und Reduktion der Augenschwellung	7
Arsenum jodatum – Nr. 24	Reduktion der Allergiebereitschaft des Körpers	5

Zur Unterstützung aller Maßnahmen, die bei einer Allergie getroffen werden, ist es unumgänglich, die Zufuhr von tierischem Eiweiß am Anfang ganz zu unterlassen und nach einer allmählichen Verbesserung der Situation erst langsam wieder zu beginnen!

Neurodermitis

Bei der Neurodermitis kommt es zu juckenden, schuppigen und häufig auch offenen Ekzemen. Sie tritt häufig in Verbindung mit Stress auf. Begleitet wird sie unter Umständen von Asthmaanfällen.

In der Adler Apotheke (Adresse s. Anhang) wurde eine spezielle Mineralstoffmischung als Cremegel oder Salbe entwickelt, die mit großem Erfolg angewendet wird. Das Baden mit dem Duschgel vermindert den Juckreiz erheblich und führt der Haut zusätzliche Mineralstoffe zu.

Folgender Einnahmeplan hat sich zur Linderung und schließlichen Heilung dieser Krankheit bewährt:

Mineralstoff	Spezieller Bedarf	Stück/Tag
Calcium phosphoricum – Nr. 2	Eiweißsteuerung	10
Kalium chloratum – Nr. 4	Stützung des Drüsenapparates	10–20
Kalium sulfuricum – Nr. 6	Abbau der Deponien in den Zellen	10–20
Magnesium phosphoricum – Nr. 7	Abbau der nervlichen Spannung	3x „heiße Sieben"
Natrium chloratum – Nr. 8	Abbau der allergischen Reaktionen	10–20
Natrium phosphoricum – Nr. 9	Säureregulierung	20
Natrium sulfuricum – Nr. 10	Schlackenausscheidung	10–20
Calcium sulfuricum – Nr. 12	Abfluss der Sekrete nach innen	20
Arsenum jodatum – Nr. 24	Linderung der nässenden Ekzeme	7

Eine wichtige Rolle bei der Neurodermitis spielt die Ernährung. Tierisches Eiweiß sollte ganz vermieden werden. Erst nach längerer Abstinenz und einem sich langsam einstellenden Erfolg kann tierisches Eiweiß wieder langsam in die Nahrung eingebaut werden. Es bestehen große Unterschiede in der Verträglichkeit der Nahrungsmittel. Hier muss der Betroffene selbst ausprobieren, was er verträgt und was nicht.

Die Neurodermitis ist ein sehr weitläufiger Formenkreis, bei dem nur die äußere Erscheinungsweise beschrieben ist. Auffallend ist, dass viele Betroffene in einer gefühlsmäßig unausgeglichenen familiären Situation leben.

Erkältungskrankheiten

Nicht allein bei Erkältungen hilft Bettruhe dem Organismus auf zwei Ebenen. Erstens wird durch die Ruhigstellung der Bedarf an Ferrum phosphoricum enorm reduziert und zweitens der weitere Anfall von Abfallstoffen ebenfalls drastisch herabgesetzt. Da keine körperlichen Tätigkeiten anfallen, wird das Eisen auch aus den Muskelzellen entnommen. Wenn durch eine großzügige Gabe an Ferrum phosphoricum die Temperatur sehr bald wieder sinkt, sollte der Erkrankte sich jedoch noch nicht so schnell wieder der vollen Belastung aussetzen, da der Organismus noch einige Zeit für die Wiederherstellung benötigt. Auch ist er durch den Eisenverlust in den Muskeln noch einige Zeit wackelig auf den Beinen.

Verbunden mit dem Entschlackungsvorgang ist meistens auch jener Schnupfen, welcher auf einen Bedarf an Natrium chloratum hinweist, und ein schleimiger Husten, der einen Bedarf an Kalium chloratum aufzeigt.

Schnupfen
Schnupfen, bei dem ein glasklarer Schleim aus der Nase läuft, verlangt nach Natrium chloratum – Nr. 8. Die Anzahl der Tabletten richtet sich danach, wie stark der Schnupfen ist. Eine gute Wirkung wird im akuten Zustand erst ab der Einnahme von einer Tablette alle 10 Minuten zu erreichen sein. Allerdings muss berücksichtigt werden, dass es unter Umständen ein bis zwei Tage dauern kann, bis eine spürbare Wirkung eintritt. Der Organismus hat dann vorher noch dringendere Aufgaben im Körper mit diesem Mineralstoff zu erfüllen, bevor er zur Beruhigung der Nasenschleimhaut schreiten kann.

Werden die Mineralstoffe schon beim ersten Anzeichen genommen, dann wird die Wirkung sehr bald eintreten und eine viertel- bis halbstündige Einnahme wird genügen. Das reicht auch beim abklingenden Schnupfen.

Natrium chloratum – Nr. 8 wird unter anderem für den Wärme-, den Flüssigkeitshaushalt und den Aufbau aller Knorpelgewebe, Sehnen und Bänder benötigt. Dieser Betriebsstoff bindet im Körper auch den Schleimstoff, das Mucin, wodurch er für den Aufbau aller Schleimhäute zuständig ist. Besteht ein Mangel an diesem Mineralstoff, wird der Schleimstoff von den Schleimhäuten abgebaut beziehungsweise regelrecht abgestoßen. Das Bemühen muss deshalb sein, den Mangel an diesem Betriebsstoff zu verringern oder aufzuheben, wodurch sich dann auch die Betriebsstörungen verlieren.

Verkühlung – grippaler Infekt
Wird der Schnupfen von leicht erhöhter Temperatur und Husten begleitet, ist die Gefährdung der Gesundheit schon weiter vorangeschritten. Das heißt, die Mineralstoffspeicher von zwei weiteren Betriebsstoffen sind schon sehr stark reduziert. Für die leicht erhöhte Temperatur wird es notwendig sein, jede halbe Stunde oder Viertelstunde eine Tablette Ferrum phosphoricum – Nr. 3 ein-

zunehmen, gegen den Schnupfen Natrium chloratum – Nr. 8 und gegen den Husten eine Tablette Kalium chloratum – Nr. 4.

Husten
Hier muss genau zwischen reinem Husten und Pseudokrupp unterschieden werden. Letzterer ist gefährlich, und ein Arzt muss zu Rate gezogen werden.

Art des Hustens	Mineralstoff
trocken, bellend	Calcium phosphoricum – Nr. 2
verschleimt	Kalium chloratum – Nr. 4
krampfend	Magnesium phosphoricum – Nr. 7
Reizhusten (tritt vor allem zu Beginn der Heizperiode auf)	Natrium chloratum – Nr. 8

Die Anzahl der verabreichten Tabletten richtet sich nach der Intensität des Hustenreizes und kann bis zu alle paar Minuten erfolgen.

In der Hustensalbe ist Calcium phosphoricum – Nr. 2, Kalium chloratum – Nr. 4 und Magnesium phosphoricum – Nr. 7 enthalten. Ihre Anwendung ist sehr hilfreich, weil sie eine Depotwirkung hat und einen leichten Wärmestau ermöglicht, der dem Körper gut tut.

Halsentzündung – Angina
Eine Halsentzündung verlangt Ferrum phosphoricum – Nr. 3 in relativ kurzen Abständen, eventuell von 5 bis 10 Minuten. Ist mit der Entzündung eine Heiserkeit verbunden, kommt Kalium chloratum – Nr. 4 dazu. Bei einem ununterbrochenen Reiz, sich zu räuspern, wird Kalium jodatum – Nr. 15 Abhilfe schaffen. Bei eitriger Angina sollte in kurzen Abständen Calcium sulfuricum – Nr. 12 gegeben werden. Das Zerschlagenheitsgefühl verlangt nach Natrium sulfuricum – Nr. 10.

Bronchitis
Die Bronchien sind der Speicher für Kalium chloratum – Nr. 4. Das ist der Betriebsstoff für die Drüsen und bildet und bindet im Körper den Faserstoff. Bei einer verstärkten Drüsentätigkeit wie im Winter werden sehr viele Moleküle dieses Mineralstoffes verbraucht. Ist der Speicher erschöpft, geht es an die Substanz. Dann werden die an den Faserstoff gebundenen Mineralstoffe aus den Bronchien herausgelöst, und der Faserstoff, der den Halt verliert, fällt

als weißer Schleim an. Dies ist dann unser schleimiger Husten, wobei der Schleim weißlich ist.

Geht der Vorrat an Kalium chloratum in den Bronchien zu Ende, beginnen sich diese zu entzünden. Eine lästige Bronchitis ist dann die Folge, die oft wochenlang nicht abgeschüttelt werden kann.

Eine biochemische Hustensalbe leistet in diesem Fall wertvolle Hilfe. Sie bildet, etwas dicker aufgetragen, einen leichten Wärmestau aus, und die Mineralstoffe dringen während der Nacht langsam in die Haut ein. Da keine ätherischen Öle beigefügt sind, wird der kindliche Organismus nicht zusätzlich gereizt. Die Salbe hat, da sie die Mineralstoffe im Unterschied zum Gel nur langsam abgibt, eine Depotwirkung. Zur Einnahme wird empfohlen:

Mineralstoff	Spezieller Bedarf	Stück/Tag
Calcium phosphoricum – Nr. 2	Lösung der verkrampften Muskeln des Brustkorbes	10
Kalium chloratum – Nr. 4	Bindung des Faserstoffes, für den erhöhten Bedarf der Drüsen	20
Magnesium phosphoricum – Nr. 7	Entkrampfung der Bronchien	10

Die trockene Luft in geheizten Räumen verursacht eine zusätzliche Belastung, welche durch das Auflegen eines feuchten Tuches auf den Heizkörper gelindert werden kann. Außerdem wird der Hustenreiz dadurch abgeschwächt und auch die Nasenschleimhaut beruhigt. Es ist davon abzuraten, auf das feuchte Tuch ätherische Öle zu geben, weil sie einen zusätzlichen belastenden Reiz für alle erkrankten Schleimhäute darstellen und zusätzliche Mineralstoffe verbrauchen.

Hinweis	Bei Kindern ist darauf zu achten, dass die Bronchitis tatsächlich ausheilt. Sonst besteht die Gefahr einer Lungenentzündung oder einer eitrigen Bronchitis. Auf eine ärztliche Versorgung darf in diesen Fällen nicht verzichtet werden!

Grippe

Eine echte Virusgrippe verlangt eine gründliche Stärkung des Immunsystems, denn seine Schwächung ist die eigentliche Ursache der Erkrankung. Wird der Körper aufgebaut, verliert sich der Nährboden für die Viren.

Mineralstoff	Spezieller Bedarf	Stück/Tag
Ferrum phosphoricum – Nr. 3	Auseinandersetzung mit der Krankheit	10
Kalium chloratum – Nr. 4	Drüsen, Abbau chemischer Gifte	10
Kalium phosphoricum – Nr. 5	Energie, Antiseptikum	20
Kalium sulfuricum – Nr. 6	Sauerstofftransport bis in die Zellen	10
Natrium chloratum – Nr. 8	Entgiftung	20
Natrium sulfuricum – Nr. 10	Entschlackung	20

Pseudokrupp

Hierbei handelt es sich um eine Verkrampfung und Entzündung des Kehlkopfs. Pseudokrupp hängt mit der Heizperiode zusammen und tritt in trockener Luft häufiger auf. Als Unterstützung zur ärztlichen Versorgung wird folgende Mischung empfohlen:

Mineralstoff	Spezieller Bedarf	Stück/Tag
Calcium phosphoricum – Nr. 2	Entspannung der Bronchien	10
Ferrum phosphoricum – Nr. 3	Durchblutungsförderung	10
Natrium chloratum – Nr. 8	Befeuchtung der Schleimhäute	20

Hinweis

Bei Pseudokrupp ist ärztliche Hilfe wichtig und notwendig! Als Erste-Hilfe-Maßnahme sollten die Fenster geöffnet und feuchte Tücher aufgelegt und aufgehängt werden.

Das 9. und 10. Lebensjahr

Der Schüler der dritten Klasse unterscheidet sich wesentlich vom Zweitklässler. Er ist expansionsbedürftig und robust. Er will etwas tun und dabei nicht gegängelt werden. Eine erste Selbstständigkeit bildet sich heraus, die auch gefördert werden sollte. Manche Mütter und Verwandte, aber auch Lehrer wollen sich nicht umstellen, wodurch es natürlich zu Konflikten kommt. Das ist die Chance der Väter, die ihre Kinder als Mit-arbeiter, -spieler, -sportler usw. anzusprechen vermögen, ohne deren Grenzen aus den Augen zu verlieren.

Man kann gut mit Kindern dieses Alters reden. Die Gruppenbildung beginnt langsam, wobei die Zusammensetzung der Gruppen noch sehr variiert.

Vater und Lehrer sind oberste Auskunftsinstanz, die Meinung muss aber begründet werden. Der Einfluss der Mitschüler kann so stark werden, dass das Kind lieber mit ihnen zusammen ist als mit der Familie. Das Kind ist kein schlechter Verlierer mehr, kämpft aber offen um die Leistung, so dass es manchmal gut ist, wenn die Eltern oder Lehrer wegschauen. Im Tauschhandel werden die ersten wirtschaftlichen Erfahrungen gemacht. Die Bastelleidenschaft beginnt, Fahrrad und Eisenbahn sind interessant.

Das Kind ist belastbar. Wird es faul, ist es überfordert. Das gegenseitige Vertrauen legt einen guten Grundstein für später eintretende Krisen. Sie sind ja nicht mehr allzu fern.

Lernmischung

Wenn das Schuljahr langsam in den Sommer hinein mündet, dann geht es bei manchen Schülern um das letzte Rennen. Dann ist es oft hilfreich, wenn für die Anstrengungen beim Lernen ein einfaches und unschädliches, ein den Aufbau des Körpers unterstützendes Mittel zur Verfügung steht. Dazu gibt es eine Zusammenstellung von Mineralstoffen, die man ohne weiteres als Lernmischung bezeichnen darf. Diese Lernmischung hilft selbstverständlich das ganze Jahr. Sie kann einmal oder auch mehrmals am Tag eingenommen werden.

Mineralstoff	Spezieller Bedarf	Stück/Tag
Ferrum phosphoricum – Nr. 3	Versorgung des Gehirns mit genügend Sauerstoff	10
Kalium phosphoricum – Nr. 5	Energie und Bindung des für das Gehirn so wichtigen Lecithins (Gehirnschmalz)	10
Kalium sulfuricum – Nr. 6	Eindringen des bis in das Gehirn gelieferten Sauerstoffs in das Zellinnere	10
Natrium chloratum – Nr. 8	Erneuerung der Gehirnsäfte	10

Seitenstechen

Die Milz ist auf der körperlichen Ebene für das Energiefeld zuständig. Kommt es zu Überlastungen, dann stellt sich das bekannte Seitenstechen ein; ein Schmerz am unteren linken Rippenbogen, eben dort, wo sich die Milz befindet. Wird die Belastung stärker, geht die Spannung auf das gesamte Zwerchfell über. Hilfe bringt Kalium phosphoricum – Nr. 5, reichlich eingenommen, und Magnesium phosphoricum – Nr. 7 als „heiße Sieben".

Fußschweiß

In Turnschuhen, die allzu oft viel zu lange getragen werden, stauen sich die Absonderungen des Körpers. Die Dämpfe nehmen mit der Zeit einen unangenehmen Geruch an. Wichtig ist neben einer reichlichen Hygiene der Wechsel der Turnschuhe. Möglichst nur gut atmende Schuhe sollten getragen werden.

Die übermäßige Ausscheidung an Schweiß darf nicht unterbunden werden. Die Stoffe, die der Körper vermehrt ausscheiden will, können durch Silicea – Nr. 11 gebunden werden, wodurch die unangenehm riechende Schweißentwicklung für den Organismus unnötig wird. Dabei werden mindestens 20 Stück pro Tag eingenommen.

Die reife Kindheit – Die Zeit vor der Pubertät

Diese Zeit stellt einen Entwicklungshöhepunkt dar. Er tritt bei Mädchen im Alter von 10 bis 12 Jahren, bei Knaben von 10 bis 14 Jahren ein. Es ist eine Zeit der Ausgestaltung, angenehm und ruhig. Die Interessen führen in die Ferne. Früher wurde dieses Alter als das „Karl May"-Alter bezeichnet. Heute wird es wohl mit Star Wars in Verbindung zu bringen sein. Es ist das Robinsonzeitalter, das Zeitalter der Helden. Weitere Themen sind Wald und Bäume, Baumhäuser, wagemutige Cowboys. Die Kinder sind romantische Realisten.

Die Zeit wird von einem starken körperlichen Kraftgefühl begleitet. Es ist ein draufgängerisches Alter, wenn die Erwachsenen den Mut haben, dies zuzulassen. In den nun schon festen Gruppen gibt es feste Rangordnungen, und Schwierigkeiten werden intern gelöst.

Das unmittelbare Behalten und Merken von Einzelheiten ist außerordentlich gut entwickelt, weshalb die Kinder den Erwachsenen, wenn sie interessant erzählen, gerne zuhören. Normalerweise und bei guter Begleitung wird in diesem Alter viel gelesen, doch leider geht gerade auf diesem Gebiet sehr viel verloren. Viel zu früh setzt der Abschied vom gemeinsamen Spiel zu Gunsten der Videospiele ein. Wie überhaupt in diesem Alter schon der Abschied von der Kindheit einsetzt. Viel zu früh! Entwicklungsrückstände sind die Folge.

Mit 10 Jahren ist der erste Höhepunkt kritischen Denkens. Deshalb sollte man ein Kind zu dieser Kritikfähigkeit ermuntern und bestärken, allerdings auch gegen sich selbst. Die kameradschaftliche Beziehung ist die vorherrschende Beziehung in diesem Alter.

Irgendwann in dieses ideale Alter bricht dann ungestüm die Pubertät mit all ihren stürmischen Prozessen ein. Manchmal kündigt sie sich durch bestimmte Aktivitäten und Veränderungen an, was als Vorpubertät beschrieben wird. Allerdings kann beobachtet werden, dass die Prozesse der Veränderungen, vor allem die körperlichen, immer früher eintreten.

Sehnenzerrung, Verstauchung, Verrenkung

Bei einer Sehnenzerrung, Verstauchung oder einer Verrenkung wird ein Brei aus je 40 Stück Ferrum phosphoricum – Nr. 3, Kalium phosphoricum – Nr. 5, Natrium chloratum – Nr. 8 und je 10 Stück Calcium fluoratum – Nr. 1 und Silicea – Nr. 11 gemacht und aufgelegt (s. auch S. 81). Sind die Schmerzen am Abklingen, kann auch ein Cremegel aus derselben Mischung angewendet werden.

Zur Unterstützung wird diese Mineralstoffmischung auch innerlich angewendet, wobei von jeder Nummer 10 Stück eingenommen werden.

Knochenbrüche

Leider kommt es hauptsächlich im Winter immer wieder zu Knochenbrüchen. Da der gebrochene Knochen durch eine Gipshülle geschützt wird, bis er wieder zusammengewachsen ist, gibt es keine äußere Anwendung, aber auch durch die Einnahme der Mineralstoffe kann sehr viel erreicht werden. Die angegebene Mischung sollte täglich eingenommen werden. Sie hat schon vielen bei einer raschen Regeneration des gebrochenen Knochens geholfen.

Mineralstoff	Spezieller Bedarf	Stück/Tag
Calcium fluoratum – Nr. 1	Oberfläche und Elastizität des Knochens	10
Calcium phosphoricum – Nr. 2	Knochenbildung	15
Ferrum phosphoricum – Nr. 3	Förderung der Durchblutung	7
Kalium phosphoricum – Nr. 5	Energie zur Regeneration	7
Natrium chloratum – Nr. 8	Neubildung von Gewebe	7
Silicea – Nr. 11	Bindegewebe im Knochen	7
Calcium carbonicum – Nr. 22	Härte der Knochen	5

Sportverletzungen – Gelenkschmerzen

Ist einmal eine Kraft- oder Mutprobe danebengegangen, kann es schon einmal üble Folgen für den Körper haben. Sind die Gelenke den erhöhten Anforderungen nicht gewachsen, beginnen sie zu schmerzen. In diesem Fall ist es angeraten, mit einem Cremegel G die belasteten Gelenke zu behandeln. Folgender Einnahmeplan hilft dem Körper, mit den Problemen besser fertig zu werden:

Mineralstoff	Spezieller Bedarf	Stück/Tag
Calcium fluoratum – Nr. 1	Sehnen, Bänder	7
Calcium phosphoricum – Nr. 2	Muskeln	10–20
Ferrum phosphoricum – Nr. 3	Schmerzen	10–20
Natrium chloratum – Nr. 8	Knorpel	10
Natrium phosphoricum – Nr. 9	Säure	10
Silicea – Nr. 11	Bindegewebe	7

Die Pubertät – Reifezeit

Eine der entscheidendsten Phasen im Leben eines Menschen ist die Pubertät. Sie hat wesentlichen Einfluss auf das Gelingen eines Menschenlebens. In der Pubertät spielen sich tief greifende Veränderungen in drei Bereichen, im Körper, in der Psyche und im innersten Selbst ab.

Der zweite Gestaltwandel – Körper

Die körperliche Entwicklung zum Erwachsenenkörper setzt oft mit einem plötzlichen starken Wachstum ein. Es kommt zu einer Vergröberung der Formen, die harmonischen Bewegungen werden unsicher, schlaksig. Steifheit wechselt mit Schlaffheit, Gebärdenüberfülle mit Gebärdenmangel, Puls und Blutdruck schwanken, was zu Schwindel führen kann. Das Gesicht ändert sich, wobei die individuellen Züge noch deutlicher hervortreten. Mit dem Längenwachstum kann das Wachstum der Organe manchmal nicht Schritt halten, worauf bei körperlichen Anforderungen Rücksicht genommen werden muss! In dieser Zeit ist der Jugendliche anfällig für Krankheiten und sollte deshalb nicht überfordert werden.

Zur Ausgestaltung der Lebensform gehört die Reifung der primären und sekundären Geschlechtsorgane. Die männliche Körperbehaarung entwickelt sich, bei Mädchen die weiblichen Formen. Bei Mädchen beginnt die Menstruation, und bei Jungen stellt sich der nächtliche Samenerguss ein.

Wachstumsprobleme

Der Wachstumsschub betrifft Mädchen wie Jungen, die dann plötzlich über Schmerzen in den Gelenken, am häufigsten in den Kniegelenken klagen. Dann ist eine häufige Gabe von Calcium phosphoricum – Nr. 2 angebracht. Am Anfang am besten jede Viertelstunde eine Tablette, später reicht eine Tablette pro Stunde. Zusätzlich kann noch Calcium carbonicum – Nr. 22 gegeben werden, 5–7 Tabletten am Tag.

Ist das Wachstum zu stark, besteht die Gefahr, dass die inneren Organe nicht mehr mitkommen. Überhaupt kann dadurch ein schwacher Aufbau des Körpers stattfinden, weil er allzu rasch vonstatten geht. Dann muss der Organismus mit allerlei Betriebsstoffen unterstützt werden. Sie versetzen den Organismus in die Lage, nachträglich die Gewebe, Organe und vor allem die Knochen zu verstärken und zu unterstützen. Dabei tritt zwar eine Gewichtsvermehrung ein, der Körperumfang bleibt jedoch gleich, da es sich ausschließlich um eine Verdichtung des Gewebes handelt. Es wird oft davon gesprochen, dass jemand sehr leichte Knochen oder ein lockeres Gewebe habe. Dem wird durch die folgende tägliche Gabe von Mineralstoffen nachdrücklich vorgebeugt:

Mineralstoff	Spezieller Bedarf	Stück/Tag
Calcium fluoratum – Nr. 1	Knochenhüllen und alle elastischen Gewebe	7
Calcium phosphoricum – Nr. 2	Bildung der Knochen, Blutbildung, Muskelaufbau, Eiweißhaushalt	10
Ferrum phosphoricum – Nr. 3	Verstärkung des Stoffwechselumsatzes im Körper	7
Kalium phosphoricum – Nr. 5	Energieträger für die Gewebeneubildung und -stärkung	10
Natrium chloratum – Nr. 8	Aufbau von Schleimhäuten, Knorpel, Sehnen und Bänder; unentbehrlich zusammen mit Kalium phosphoricum – Nr. 5 zum Gewebeaufbau	10
Silicea – Nr. 11	unentbehrlicher Bestandteil aller Körpergewebe, vor allem des Bindegewebes	7
Calcium carbonicum – Nr. 22	Aufbau einer guten Grundkonstitution	7

Umgang mit dem neuen Körper

Im Zuge der Entwicklung des Körpers kommt es auch zur Ausbildung eines intensiveren Körpergeruches. Die unsicheren Noch-nicht-Frauen und Noch-nicht-Männer schämen sich dieses Geruches und wollen ihn los werden. Ein regelrechter Waschzwang kann einsetzen.

Bei Mädchen kommt noch hinzu, dass sie während der Monatsblutung jede Geruchsbelästigung vermeiden wollen. Aus dieser Einstellung heraus folgt bei beiden Geschlechtern ein typisches Verhalten. Die Zeit des „Einparfumierens" ist da, und die Umgebung fällt fast in Ohnmacht ob der Intensität des Duftes der Tochter oder des Sohnes. Diese Zeit geht auch vorbei und die Kinder lernen ihren Körper zu akzeptieren und bekommen ein natürliches Verhältnis zur Körperhygiene. Zum Waschen wird am besten das biochemische Duschgel verwendet, das keine chemischen Stoffe enthält, sondern dem Körper jene Mineralstoffe bringt, die er benötigt, um die Stoffe zu binden, die sonst ausgeschieden werden müssten.

Beide Geschlechter unterliegen auch der Versuchung sich aufzuputzen. Bei Mädchen entwickelt sich die junge Frau, bei Knaben der junge Mann. Mit Frechheit und Überheblichkeit wird die innere Unsicherheit überspielt. Ju-

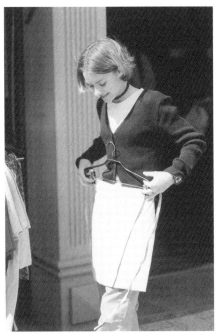

Jetzt ist es besonders wichtig, bei anderen gut anzukommen.

gendliche sind stimmungsmäßig labil. Die Mädchen kichern, die Jungen ergehen sich in Kraftdemonstrationen. Cool sein ist in. Das Ziel besteht darin, gesehen und verehrt zu werden. Bei all diesen Vorgängen besteht jedoch kein Gespür für negatives oder positives Auffallen.

Mitesser – Pickel – Akne

Sie entstehen hauptsächlich durch einen Mangel an Natrium phosphoricum – Nr. 9. Es wird zur Neutralisierung der übermäßig anfallenden Säure benötigt, die wegen der besonderen Anspannung in diesem Alter entsteht. Für den Fettstoffhaushalt, für den Natrium phosphoricum – Nr. 9 ebenfalls zuständig ist, fehlt dann dieser wichtige Mineralstoff, und der Organismus beginnt Fett abzustoßen; zuerst das minderwertige, das die Poren verstopft. Folgende tägliche Mischung wird empfohlen, vor allem auch als Cremegel (Akne-Cremegel):

Mineralstoff	Spezieller Bedarf	Stück/Tag
Ferrum phosphoricum – Nr. 3	Entzündungshemmung	10
Kalium chloratum – Nr. 4	Drüsenberuhigung	10
Natrium phosphoricum – Nr. 9	Säureneutralisation	30

Regelschmerzen

Die meisten Mädchen erleben die ersten Tage ihrer Blutung als schmerzhaft, Krämpfe stellen sich ein. Diese können am besten durch die „heiße Sieben" verringert werden. Wenn die Regelkrämpfe nicht nachlassen, kann es sein, dass zusätzlich Calcium phosphoricum – Nr. 2 benötigt wird. Es beeinflusst die Blutbildung.

Sollte auch dieser zusätzliche Mineralstoff keine Hilfe bringen, hat sich in der Praxis ein Mineralstoffcocktail bewährt. Dabei werden sieben Tabletten von jedem Mineralstoff in lauwarmem Wasser aufgelöst und schlückchenweise in den Mund genommen.

Zum Thema Menarche empfehle ich Ihnen das Buch *Schüßler-Salze für Frauen*.

Hemmungen – Minderwertigkeitsgefühle – Komplexe

Jungen haben oft die größten Probleme mit der körperlichen Umstellung. Die Stimme ist im Stimmbruch nicht mehr stabil und gar nicht so selten steigt die sanfte Röte der Scham über die eigenartig veränderte Stimme ins Gesicht, was die Verlegenheit nur noch mehr verstärkt. Genauso wie bei den Mädchen passt das innere Gewand der Seele noch nicht in den veränderten Körper, der männliche Konturen annimmt.

Werden die inneren Unsicherheiten mit einer übertriebenen gespielten Selbstsicherheit überspielt, dann sollte ein guter Kontakt zum eigenen Körper, der sich in einem Wandlungsprozess befindet, gefördert werden. Wurde jedoch schon von klein auf ein Wertempfinden für die eigene Existenz gefördert, werden diese Wandlungsprozesse nicht beunruhigen. Die größte Hilfe für den heranwachsenden jungen Menschen besteht darin, dass ihm die Vorgänge, denen er jetzt ausgeliefert ist, erklärt werden.

Das Dilemma, in dem der Pubertierende steckt, kann so zusammengefasst werden: Als Jugendlicher kann man es nicht erwarten, möglichst schnell älter zu werden, und später kann man nicht lange genug jung bleiben. Er kann es einfach nicht erwarten, endlich ein Mann zu sein, eben ein richtiger Mann.

Wenn aber gerade in dieser Zeit nicht alle Stufen der Reifung verarbeitet werden, müssen diese Rückstände irgendwann einmal aufgearbeitet werden. Wichtig ist deshalb, nie Entwicklungsstufen zu überspringen. Lieber einmal ein wenig zu kindisch, als viel zu früh im so genannten Ernst des Lebens. Außerdem garantieren die struppigen Beinhaare genauso wenig wie ein starker Bartwuchs die innere Reifung. Und die ach so männlich wirkende Brustbehaarung sagt noch lange nichts über das darunter schlagende Herz aus.

Selbstbefriedigung

Der selbst herbeigeführte Samenerguss mit dem damit verbundenen körperlichen Lustgefühl ist an und für sich ein heikles Thema. Die Samenflüssigkeit ist basisch, enthält sehr viele wertvolle Mineralstoffe und ist eine der wertvollsten Flüssigkeiten des menschlichen Körpers. Es darf aber nicht behauptet werden, dass eine häufige Erektion dumm macht oder ähnliches!

Bei Mädchen scheint das Thema Selbstbefriedigung ein absolutes Tabu darzustellen. Aber auch Mädchen entdecken die Lust am eigenen Körper. Zuerst zufällig bei der Körperpflege, und später wird diese Art des Lustgewinns auch gezielt eingesetzt, sei es zum eigenen Trost, um Spannungen abzubauen oder einfach auch nur, weil es schön ist.

Grundsätzlich sollten Eltern nicht regulierend eingreifen. Auch dann nicht, wenn diesbezüglich noch alte Regeln in den Köpfen spuken. Wir alle wissen doch aus eigener Erfahrung, dass ein befriedigendes Sexualleben nur dann gegeben ist, wenn eine Frau und ein Mann wissen, wie sich der eigene (und auch der fremde) Körper anfasst und wo die Gefühle am schönsten sind.

Wichtig für die Jugendlichen ist der Hinweis, dass Selbstbefriedigung auf Dauer den Kontakt zu einem liebenswerten Menschen nicht ersetzen kann.

Nur dieser wird letztlich reizvoll sein und eine Herausforderung darstellen. Nur dann kommt die Erotik ins Spiel, die das Spiel der beiden Geschlechter spannend macht.

Juveniler Diabetes

Die Zuckerkrankheit ist wohl eine der belastendsten Krankheiten für den erkrankten Jugendlichen und seine Eltern. Sie kann schon im Kleinkindalter auftreten. In der Pubertät können Stress und die veränderte Stoffwechsellage als Auslöser in Frage kommen. Stress und die daraus folgende dauernde Überforderung der Bauchspeicheldrüse vor allem bei sehr sensiblen Jugendlichen können sich sozusagen in einer Diabetesform auswirken, die aus der Sicht der Mineralstofflehre nach Schüßler unmittelbar mit Kalium sulfuricum – Nr. 6 zusammenhängt.

Hinweis	Bei Diabetes ist es unerlässlich und, um schwerwiegende Folgekrankheiten zu vermeiden, außerordentlich wichtig, ärztliche Hilfe in Anspruch zu nehmen und das Leben auf die Krankheit einzustellen.

Psychische Veränderungen – Flegeljahre

Die Pubertät ist wie eine zweite Geburt. Ein entscheidender Wandel setzt ein. Dabei können mehrere Prozesse beobachtet werden.

Ungefähr sechs Monate dauert der ärgste Aufruhr gegen jeden und alles. Es kommt zu einer gewissen Aufgeschlossenheit sogar gegenüber problematischen Elementen unserer menschlichen Gemeinschaft, jenen, die gescheitert, ausgegrenzt und ausgestoßen sind. Eine innere Verwandtschaft der seelischen Befindlichkeit dürfte in dieser Zeit vorhanden sein. Plötzlich kommt es zum Streit mit den besten Freundinnen und Freunden. Alle sind so blöd. Die Stimmung ist gemeinschaftsfeindlich und wendet sich asozialen Bereichen zu.

Der heranwachsende Jugendliche, noch halb Kind, ist natürlich sehr mit sich selbst beschäftigt. Er wirkt nach außen gleichgültig, passiv und lernunwillig. Für die begleitenden Erwachsenen ist es sehr wichtig zu verhindern, dass zu viel über Bord geworfen wird. So manches lässt sich nachher nicht mehr einrenken.

In der Autoritätskrise sind alle blöd, die Eltern, die Lehrer, die Verwandten. Durch die Entdeckung des Selbst kommt es zu einer Selbstüberschätzung und andere werden abgelehnt. Es ist dies die Zeit der Flegeljahre.

Wendepunkt der Sexualität

Als Kinder noch in der bisexuellen Phase wird jetzt das andere Geschlecht interessant. Aus dem Spiel wird Ernst. Konnten in der Kindheit noch beide Geschlechter anregend wirken, wird das nun auf das gegengeschlechtliche eingeschränkt. In dieser Zeit ist der gegengeschlechtliche Elternteil besonders wichtig dafür, behutsam einen guten Zugang zu den spezifischen Eigenheiten des Geschlechtes zu eröffnen.

Mädchen werden oft als Kinder besonders vom Vater verwöhnt. Das innige Verhältnis erfährt durch die Pubertät eine schwere Prüfung. Väter verstehen oft nicht das Frauwerden ihres geliebten Kindes und verdrängen es. Die Mädchen verstehen den Vater nicht mehr, der auf einmal so viel Angst zeigt, unbeholfen ist oder sie mit einem Verhalten konfrontiert, durch das sich eine große Kluft zu dem „geliebten Mann" auftut. Dabei ist der Vater – als erster Mann – eine enorm wichtige Figur im Leben jeder Frau. Sein liebevoller Umgang lässt sie erst zu sich selbst finden und sie kann sich dann als Frau auch annehmen.

Aufklärung

Leider schieben Männer die Verantwortung für die Aufklärung meistens den Müttern zu. Bei Mädchen ist es auch sicher besser, wenn die Aufklärung durch die Mutter geschieht. Die Beziehung der Mutter zu ihrem Mann spielt dabei eine große Rolle. Sollte diese Beziehung nicht glücklich sein, bedarf es eines großen Distanzierungsvermögens der Mutter, um der Tochter trotzdem eine positive Einstellung zum männlichen Geschlecht zu eröffnen.

Bei der Aufklärung sind zwei Bereiche zu unterscheiden. Da geht es zum einen um die rein körperliche Aufklärung. So kann das Mädchen eine gute Beziehung zu ihrem eigenen Körper aufbauen. Es muss allen seinen Veränderungen zustimmen können, auch wenn sich der Körper während der geschlechtlichen Heranreifung unter Umständen gewaltig verändert.

Der zweite Teil der Aufklärung betrifft die inneren Veränderungen. Diese hinken heutzutage oft weit hinter der körperlichen Reifung her, da letzte außerordentlich beschleunigt ist. Viele Mädchen haben zwar einen ausgereiften Körper mit allen äußeren Geschlechtsmerkmalen, innerlich sind sie aber noch Kinder und brauchen dringend eine Begleitung, die ihnen klar macht, dass sie im Bereich ihrer Persönlichkeit intensive Arbeit leisten müssen.

Es ist unter Umständen auch von großer Bedeutung, dass ein Mädchen weiß, dass der junge Mann von 24 oder noch mehr Jahren, den sie so anhimmelt, und der noch immer keine Freundin gefunden hat, möglicherweise einer ist, der in ihrer Altersstufe auf leichten Fang aus ist. Es könnte ja durchaus sein, dass sie sich sehr wohl geschmeichelt fühlt, dass sich ein männliches Wesen, das so viel älter ist, um sie bemüht. Vielleicht sollte die Mutter die Tochter auch darauf aufmerksam machen, dass sie bei der Wahl ihres Angebeteten wenigstens ein wenig anspruchsvoller sein sollte als bei der Wahl eines Kleidungsstückes. Auf diese Weise könnte die Mutter ihrer Tochter die Augen öffnen, damit sie sich nicht blindlings in jenes Abenteuer einlässt, das zu den spannendsten im Leben eines Menschen zählt, und dann nicht oft und oft enttäuscht wird.

Verhütung

In diesem Bereich sollte die Aufklärung vorbehaltlos erfolgen. Meistens wissen die Jugendlichen auch gut Bescheid. Woran es allerdings fehlt, ist die persönliche Durcharbeitung des Themas. Auf der einen Seite wissen sie über die Geschlechtlichkeit und die Verschiedenartigkeit von Mann und Frau sehr viel. Kaum sind sie aber mit jemand des anderen Geschlechts in einer Gruppe zusammen, werden sie verlegen und können schlecht damit umgehen.

Verhütung ist ein wichtiges Thema, denn die Sexualität wird von immer jüngeren Mädchen und Jungen ausgeübt. Das verlangt eine ehrliche und offene Beratung, damit sie nicht zu früh mit der viel Verantwortung mit sich bringenden Elternschaft belastet werden. Hier ist es notwendig, dass die Eltern rechtzeitig dieses Thema aufgreifen und darüber informieren.

Wer mag mich?

In dieser Zeit herrscht natürlich das sentimentale und kitschige Hollywoodideal der Liebe vor, in dem zwei Liebende aufeinander kleben und alles gemeinsam machen. Es kann im späteren Leben ein Problem sein, ob der Heranwachsende die Realität von einem in den Massenmedien, besonders im Fernsehen vorgespiegelten idealen Liebesleben unterscheiden kann.

Ganz besonders wichtig ist es, dass sich Mädchen wie Jungen im Sondieren von Beziehungen üben. Sie beobachten genau, um festzustellen, wo sie „landen" können. Sie schließen oft daraus, dass sie dann vom geschlechtlichen Gegenüber „geliebt" werden und das wird dann mit dem Freund, der Freundin durchgesprochen. Es ist das Thema bis zur ersten Liebe.

Essstörungen

In dieser Phase treten besonders bei Mädchen, zunehmend aber auch bei Jungen, Essstörungen auf. Die Jugendlichen sind sich selbst noch nicht gewiss und die seelische Reife ist noch lange nicht der körperlichen Veränderung gerecht. Mädchen kommen mit den weiblichen, erotischen Reizen, die sie auf ihre Umgebung ausstrahlen und den Reaktionen darauf nicht zurecht. Auch die familiäre Situation kann hier eine Rolle spielen, wenn die Mutter mit ihrem Frausein nicht gut zurecht kommt oder wenn die Atmosphäre im Zuhause durch Partnerschaftsprobleme vergiftet wird.

Als Folge können die inneren Konflikte so anwachsen und vorherrschend werden, dass eine schwere Erkrankung die Folge ist: Jugendliche, die nicht mehr essen und auch nicht mehr zunehmen. Bulimie oder Magersucht tritt auf. Übersteigerter Perfektionismus und Leistungszwänge können ebenso zu großen inneren Konflikten und Spannungen führen, die diese Krankheit auslösen.

Magersucht bedarf ärztlicher und psychologischer Betreuung und ist eine Erkrankung, die das Mädchen als psychisches Störfeld das weitere Leben begleitet.	*Hinweis*

Diese ernsten Erkrankungen gehören unbedingt in ärztliche Behandlung! Zur adäquaten Unterstützung oder medizinischen Behandlung können die Mineralstoffe nach Schüßler gute Dienste leisten (s. S. 113 und S. 119).

Bildung der Person

Dies geschieht durch Vorgänge, die den jungen Menschen bis in die Grundfesten erschüttern, damit er sich eine neue Innenwelt erarbeitet, mit der er dann in die Welt hinausgehen kann.

Entdeckung des Ich

Der Mensch beginnt, über sich selbst nachzudenken. Das Ich wird Gegenstand der Reflexion. Er wird sich selbst zum Problem. Das einmalige Ich steht der Welt gegenüber, was das Erlebnis einer großen Einsamkeit auslöst. Letztlich ist man immer allein. Aber dieser Prozess mündet in das einmalige Empfinden des eigenen Wertes und des eigenen Daseins.

Bevor es jedoch so weit ist, müssen enorme Schwankungen im Selbstwertgefühl überwunden werden. Dem übersteigerten Selbstwertgefühl, in dem man sich alles zutraut und von enormem Tatendrang erfüllt ist, steht wieder die Verzagtheit gegenüber, in der Minderwertigkeitsgefühle hochkommen. Der Selbstsucht steht die Selbstverleugnung gegenüber. Geselligkeitsbedürfnis wechselt mit dem Allein-sein-Wollen, Tatendrang mit stiller Reflexion.

Es herrscht eine große Sehnsucht nach dem Verstandenwerden, doch alle Menschen sind gefühlsmäßig so unendlich fremd und fern. Durch die sprachliche Gestaltung in Tagebüchern, Briefen oder Selbstgesprächen wird dem so unter Spannung Lebenden leichter. Die Empfindlichkeit ist sehr groß. Der junge Mensch ist sehr leicht eingeschnappt und unwillig, grob und ungehalten. Er will sich selbst finden. Neue Frisuren werden ausprobiert, Änderungen in der Kleidung durchgeführt, das Aussehen verändert. Die Pubertierenden wollen gleichberechtigt sein, haben ein hohes Gerechtigkeitsgefühl und schätzen besondere Leistungen.

Entdeckung der Innenwelt
Keine Grenzen werden in den wesentlichen Fragen des Woher? Wohin? und Wozu? zugelassen! Manchmal besteht diebische Freude, wenn die Erwachsenen auf diese existenziellen Fragen auch keine Antwort wissen. In jeder Frage steckt aber ein ehrliches Fragebedürfnis und man darf sich als Erwachsener nicht ärgern. Eine Begrenzung bei der Beantwortung der Fragen wird als Feigheit und Dummheit ausgelegt. Besser ist es, zur eigenen Unsicherheit zu stehen, als Sicherheit vorzutäuschen. Das wird schnell aufgedeckt.

Die Innenweltentdeckung äußert sich in stundenlangem Nachsinnen über sich und die Welt und die anstehenden Probleme. Luftschlösser kommender Lebensgestaltungen werden entworfen. Die Wunschvorstellung wird im Traum Wirklichkeit. Die Jugend beginnt aus einer grenzenlosen Sehnsucht heraus zu dichten. Die Themen sind Schwermut, Qual, Glück, Natur. Die Gedichte sind meistens gut, der sprachliche Ausdruck ist aber noch nicht so differenziert.

Radikalität
In der Pubertät will man den Dingen auf den Grund gehen. Die Intuition ist wahrscheinlich in einem Ausmaß vorhanden wie nie zuvor und wie nie mehr später. Für den Sinn und das Ziel des Lebens gibt es eine nihilistische Einstellung in der Haltung: „Alles ist nichts. Es hat alles sowieso keinen Sinn."

Das selbstständige Urteil wird gesucht, und dann die eigene Meinung über das Althergebrachte gebildet. Das Ziel ist es, den eigenen Lebensstil, das eigene Lebensziel, die eigene Weltanschauung zu finden. Je radikaler, umso besser. Gefährlich ist es, darin stecken zu bleiben. Der Jugendliche, der in die Welt hinaustreten will, muss herausgefordert werden, bis an die letzten Fragen des Lebens heranzugehen. Am Ende steht der Gläubige, der das Leben und seine Inhalte bejaht, oder der Widerständler gegen alles. Der Mensch muss diese Phase allein und ganz durchmachen. Sie gehört zur Grundlage einer reifen Persönlichkeit, die sich in den vielen Jahren der Auseinandersetzung mit der Welt dann bewähren kann.

Die Pubertät – Reifezeit

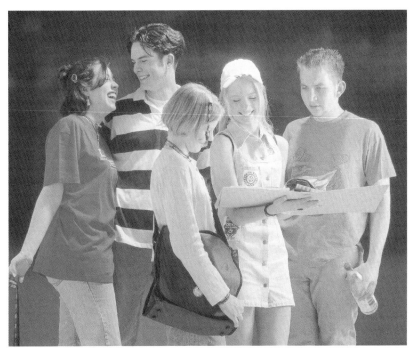

Man sieht es nicht immer gleich, doch Jugendliche nehmen ihr Leben sehr ernst und gehen den Fragen des Lebens nach bis auf den Grund.

Leider finden nicht alle Menschen den Mut, aber auch nicht die Begleitung von Erwachsenen, durch die Pubertät hindurchzugehen und zum Ich-Sagen zu kommen. Aber erst nach der Fähigkeit des Ich-Sagens entwickelt sich in der Zeit der Adoleszenz, dem Alter, in dem der Mensch erwachsen wird und auf die Welt zugeht, die Du-Fähigkeit, bis schlussendlich das Wir entstehen kann, der Raum, in dem wieder neues Leben entsteht – die Kinder, unsere Zukunft!

Anwendungen

Grundsätzlich bestimmt die Stärke des Mangels die Dosierung. Die angegebenen Stückzahlen sollen Anhaltspunkte darstellen, wie viel bei akuten Problemen eingenommen werden sollte. Kinder haben oft ein gutes Gefühl dafür, wann es genug ist, und hören dann von selbst mit der Einnahme auf. Auf keinen Fall sollten sie zur Einnahme gezwungen werden.

Beschwerden	Mineralstoffe	Stück/Tag
Abmagerung: allgemein	Calcium phosphoricum – Nr. 2 Kalium phosphoricum – Nr. 5 Natrium chloratum – Nr. 8	10–20 20 10
Abschuppung: auf dem Kopf	Natrium chloratum – Nr. 8	20–30
Abschuppung: auf der Haut *Die Mineralstoffkombination ist als Gel oder Cremegel sehr zu empfehlen.*	Calcium fluoratum – Nr. 1 Kalium sulfuricum – Nr. 6	7 20–30
Absonderungen: bräunlich-gelb	Kalium sulfuricum – Nr. 6	10–20
Absonderungen: eitrig *Die Mineralstoffkombination ist als Gel oder Cremegel sehr zu empfehlen.*	Natrium phosphoricum – Nr. 9 Silicea – Nr. 11 Calcium sulfuricum – Nr. 12	10 10 20
Absonderungen: Hornhaut	Calcium fluoratum – Nr. 1	20
Absonderungen: wässrig, schleimig	Natrium chloratum – Nr. 8	10–20
Abszess	Natrium phosphoricum – Nr. 9 Silicea – Nr. 11 Calcium sulfuricum – Nr. 12	10 10 20
Abwehrkräfte: zur Stärkung	Calcium phosphoricum – Nr. 2 Ferrum phosphoricum – Nr. 3 Kalium phosphoricum – Nr. 5 Natrium chloratum – Nr. 8 Natrium phosphoricum – Nr. 9	10 20 20 10 10

Beschwerden	Mineralstoffe	Stück/Tag
Akne	s. Mitesser – Pickel – Akne, S. 102	
Allergien	s. Allergien – Heuschnupfen, S. 89	
Angina	s. Halsentzündung – Angina, S. 93	
Aphthen	Kalium chloratum – Nr. 4	20
Appetitlosigkeit	s. Appetitlosigkeit, S. 70	
Asthma	Ferrum phosphoricum – Nr. 3 Kalium chloratum – Nr. 4 Kalium sulfuricum – Nr. 6 Magnesium phosphoricum – Nr. 7 Natrium chloratum – Nr. 8	10 10 20–30 10 10
Aufstoßen	Magnesium phosphoricum – Nr. 7 Natrium chloratum – Nr. 8 Natrium phosphoricum – Nr. 9	10 7 7
Augenabsonderungen: gelb, verklebt	Ferrum phosphoricum – Nr. 3 Natrium phosphoricum – Nr. 9 Calcium sulfuricum – Nr. 12	7 10 10
Augen: entzündet	Ferrum phosphoricum – Nr. 3 Kalium chloratum – Nr. 4 Natrium phosphoricum – Nr. 9	10–20 7 7
Augenlid: Lidrandentzündung *Die Mineralstoffkombination ist als Gel oder Cremegel sehr zu empfehlen.*	Ferrum phosphoricum – Nr. 3 Kalium chloratum – Nr. 4 Natrium chloratum – Nr. 8 Natrium phosphoricum – Nr. 9	10 7 20 10
Augenlid: Zuckungen	Silicea – Nr. 11	10–20
Ausschlag	s. Ekzeme, Hautjucken, S. 114 s. Neugeborenen-Akne, S. 58	
Auswurf: weiß, zäh, Fäden ziehend	Kalium chloratum – Nr. 4	10–20
Auswurf: hell, schleimig, glasig	Natrium chloratum – Nr. 8	10–20
Auswurf: gelblich, schleimig	Kalium sulfuricum – Nr. 6	10–20
Bänderschwäche	Calcium fluoratum – Nr. 1	7

Anwendungen

Beschwerden	Mineralstoffe	Stück/Tag
Bauchschmerzen: allgemein	Kalium chloratum – Nr. 4	7
	Magnesium phosphoricum – Nr. 7	„heiße Sieben"
	Natrium phosphoricum – Nr. 9	7
	Natrium sulfuricum – Nr. 10	10
Bauchschmerzen: Blähungen	s. Anfangsschwierigkeiten – Blähkoliken, S. 60	
Bettnässen	s. Bettnässen, S. 87	
Beulen: durch Schlag oder Stoß	Calcium fluoratum – Nr. 1	7
	Ferrum phosphoricum – Nr. 3	20
	Kalium chloratum – Nr. 4	10
Bienenstiche	Calcium phosphoricum – Nr. 2	10
Die Mineralstoffkombination ist zuerst als Brei und dann als Gel oder Cremegel sehr zu empfehlen.	Natrium chloratum – Nr. 8	20
Bindehautentzündung	Ferrum phosphoricum – Nr. 3	10–20
	Kalium chloratum – Nr. 4	7
	Natrium phosphoricum – Nr. 9	7
	Calcium sulfuricum – Nr. 12	10
Bläschen auf der Haut	Natrium chloratum – Nr. 8	10–20
Die Mineralstoffkombination ist als Gel oder Cremegel sehr zu empfehlen.	Natrium sulfuricum – Nr. 10	10
Blase, Harnblase: Entzündung, Harnwegsinfekt, Katarrh	Ferrum phosphoricum – Nr. 3	10
	Kalium chloratum – Nr. 4	7
	Natrium chloratum – Nr. 8	20
	Natrium phosphoricum – Nr. 9	10
	Lithium chloratum – Nr. 16	7
Blasen: auf der Haut	s. Verbrennung, S. 126	
Blässe	s. Du bist so blass, S. 74	
blaue Flecken	Ferrum phosphoricum – Nr. 3	20
Die Mineralstoffkombination ist als Gel oder Cremegel sehr zu empfehlen.	Silicea – Nr. 11	20

Beschwerden	Mineralstoffe	Stück/Tag
Blinddarm: Reizung, Entzündung (Arzt!)	Ferrum phosphoricum – Nr. 3 Kalium chloratum – Nr. 4 Kalium phosphoricum – Nr. 5 Magnesium phosphoricum – Nr. 7	20 7 10 „heiße Sieben"
Blutarmut	Calcium phosphoricum – Nr. 2 Kalium phosphoricum – Nr. 5 Natrium chloratum – Nr. 8 Manganum sulfuricum – Nr. 17	20 7 10 5
Bluterguss *Die Mineralstoffkombination ist als Gel oder Cremegel sehr zu empfehlen.*	Calcium fluoratum – Nr. 1 Ferrum phosphoricum – Nr. 3 Kalium chloratum – Nr. 4 Silicea – Nr. 11	7 10 10 20
Blutschwamm	Calcium fluoratum – Nr. 1 Ferrum phosphoricum – Nr. 3 Silicea – Nr. 11 Calcium sulfuricum – Nr. 12	7 10 20 10
Brechdurchfall – Flüssigkeitsverlust!	Ferrum phosphoricum – Nr. 3 Natrium sulfuricum – Nr. 10 s. auch: Durchfall, S. 61	10 20
Bronchitis	s. Bronchitis, S. 93	
Bruch	s. Nabelbruch, S. 60 s. Leistenbruch, S. 118	
Bulimie	Calcium phosphoricum – Nr. 2 Ferrum phosphoricum – Nr. 3 Kalium phosphoricum – Nr. 5 Magnesium phosphoricum – Nr. 7 Silicea – Nr. 11	20 20 10 „heiße Sieben" 7
Darmkatarrh	s. Durchfall, S. 61, 84	
Darmträgheit	s. Verstopfung, S. 63, 84	
Drüsen: geschwollen	s. Lymphdrüsen, S. 119	
Durchfall	s. Durchfall, S. 61, 84	
Durst: viel oder wenig	Natrium chloratum – Nr. 8	10–20

Beschwerden	Mineralstoffe	Stück/Tag
Eisenmangel	Ferrum phosphoricum – Nr. 3 Manganum sulfuricum – Nr. 17	10–20 3–5
Eiterungen	Natrium phosphoricum – Nr. 9 Silicea – Nr. 11 Calcium sulfuricum – Nr. 12	10 20 20–30
Eiweiß im Harn	Calcium phosphoricum – Nr. 2	20
Ekzeme, Hautjucken *Die Mineralstoffkombination ist als Gel oder Cremegel sehr zu empfehlen.*	Ferrum phosphoricum – Nr. 3 Kalium sulfuricum – Nr. 6 Magnesium phosphoricum – Nr. 7 Natrium sulfuricum – Nr. 10	10 10 „heiße Sieben" 20
Energiemangel, Antriebslosigkeit	Ferrum phosphoricum – Nr. 3 Kalium phosphoricum – Nr. 5 Natrium chloratum – Nr. 8	10 20 10
Entgiftung	Kalium chloratum – Nr. 4 Natrium chloratum – Nr. 8	10 20
Entsäuerung	Natrium phosphoricum – Nr. 9 Natrium bicarbonicum – Nr. 23	20 7
Entschlackung	Natrium sulfuricum – Nr. 10	20–30
Erbrechen: akut, krampfhaft	Magnesium phosphoricum – Nr. 7	„heiße Sieben"
Erbrechen: sauer	Natrium phosphoricum – Nr. 9	10–20
Erholung: Rekonvaleszenz	Calcium phosphoricum – Nr. 2 Ferrum phosphoricum – Nr. 3 Kalium phosphoricum – Nr. 5 Natrium chloratum – Nr. 8	10–20 10 7 10
Erkältungskrankheiten	s. Erkältungskrankheiten, S. 91	
Ermüdung, Erschöpfung: rasche	Calcium phosphoricum – Nr. 2 Ferrum phosphoricum – Nr. 3 Kalium phosphoricum – Nr. 5	10 20 20
Fettsucht	s. Fettsucht bei Kindern, S. 89	
Fieber	s. Fieber, S. 65	

Anwendungen

Beschwerden	Mineralstoffe	Stück/Tag
Fieberblasen, Herpes	Ferrum phosphoricum – Nr. 3	10
	Natrium chloratum – Nr. 8	7
	Natrium sulfuricum – Nr. 10	20
	Silicea – Nr. 11	7
Fingerlutschen, Daumenlutschen	s. Fingerlutschen, Daumenlutschen, Schnuller, S. 66	
Fingernägel: allzu biegsam oder splitternd wie Glas	Calcium fluoratum – Nr. 1	10–20
Fingernägel: brüchig	Silicea – Nr. 11	10–20
Fingernägelkauen	s. Nägelkauen, S.89	
Flechten, Ekzeme	Ferrum phosphoricum – Nr. 3	10
Die Mineralstoffkombination	Kalium chloratum – Nr. 4	7
ist als Gel oder Cremegel sehr	Kalium sulfuricum – Nr. 6	7
zu empfehlen.	Natrium sulfuricum – Nr. 10	20
	Calcium sulfuricum – Nr. 12	10
Füße: Plattfüße, Senkfüße, Spreizfüße (Einnahme über lange Zeit)	Calcium fluoratum – Nr. 1	10–20
Fußpilz	Ferrum phosphoricum – Nr. 3	7
	Kalium phosphoricum – Nr. 5	20
	Natrium chloratum – Nr. 8	10
	Natrium sulfuricum – Nr. 10	20
	Silicea – Nr. 11	10
Fußschweiß	s. Fußschweiß, S. 97	
Gedächtnis	s. Lernmischung, S. 96	
Gehirnerschütterung (Arzt!)	Calcium phosphoricum – Nr. 2	10
	Ferrum phosphoricum – Nr. 3	20
	Kalium phosphoricum – Nr. 5	20
	Magnesium phosphoricum – Nr. 7	10
	Natrium sulfuricum – Nr. 10	10
Gehirnhautentzündung (Arzt!)		
Gelbsucht (Arzt!)	Ferrum phosphoricum – Nr. 3	10
	Kalium sulfuricum – Nr. 6	10–20
	Magnesium phosphoricum – Nr. 7	„heiße Sieben"
	Natrium sulfuricum – Nr. 10	20

Beschwerden	Mineralstoffe	Stück/Tag
Gelenke: Schmerzen	s. Sportverletzungen – Gelenkschmerzen, S. 99	
Gelenke: knackende	Natrium chloratum – Nr. 8	20
Gerstenkorn am Augenlid	Calcium fluoratum – Nr. 1	5
	Ferrum phosphoricum – Nr. 3	10
	Kalium chloratum – Nr. 4	7
	Natrium phosphoricum – Nr. 9	10–20
	Silicea – Nr. 11	10
Gliederschmerzen	s. Sportverletzungen – Gelenkschmerzen, S. 99	
grippaler Infekt	s. Verkühlung – grippaler Infekt, S. 92	
Grippe	s. Grippe, S. 94	
Haarausfall	Kalium phosphoricum – Nr. 5	10
	Natrium chloratum – Nr. 8	20
	Natrium phosphoricum – Nr. 9	10
	Silicea – Nr. 11	10
Halsentzündung	s. Halsentzündung – Angina, S. 93	
Haltungsschäden	Calcium fluoratum – Nr. 1	10–20
	Calcium phosphoricum – Nr. 2	10
	Silicea – Nr. 11	7
	Calcium carbonicum – Nr. 22	7
Harnwegsinfekt	s. Blase, Harnblase, S. 112	
Hautjucken	s. Ekzeme, S. 114	
Heiserkeit	Ferrum phosphoricum – Nr. 3	10–20
Die Tabletten auflösen und damit gurgeln.	Kalium chloratum – Nr. 4	7
	Kalium sulfuricum – Nr. 6	10
	Natrium chloratum – Nr. 8	10
Heißhunger nach Speisen	Natrium phosphoricum – Nr. 9	10–20
Herpes	s. Fieberblasen, Herpes, S. 115	
Heuschnupfen	s. Allergien – Heuschnupfen, S. 89	
Hörstörungen: allgemein	Calcium fluoratum – Nr. 1	7
	Ferrum phosphoricum – Nr. 3	10–20
	Kalium chloratum – Nr. 4	10
	Silicea – Nr. 11	7

Beschwerden	Mineralstoffe	Stück/Tag
Husten	s. Husten, S. 93	
Hüsteln, Räusperzwang	Kalium jodatum – Nr. 15	7–15
Hyperaktivität	s. Das hyperaktive Kind, S. 88	
Ichthyosis, Fischschuppenkrankheit *Die Mineralstoffkombination ist als Gel oder Cremegel sehr zu empfehlen.*	Calcium fluoratum – Nr. 1 (biochemisches Duschgel)	10–20
Immunsystem: Stärkung	s. Abwehrkräfte für den Winter, S. 88	
Impfung, Impffolgen	s. Impfungen, S. 64	
Insektenstiche	s. Insektenstiche, S. 84	
Kallusbildung	s. Knochenaufbau, S. 118	
Karies: Vorbeugung	Calcium fluoratum – Nr. 1 Calcium phosphoricum – Nr. 2 Natrium chloratum – Nr. 8 Silicea – Nr. 11	7 10 10 7
Keuchhusten (Arzt!)	Calcium phosphoricum – Nr. 2 Ferrum phosphoricum – Nr. 3 Kalium chloratum – Nr. 4 Kalium phosphoricum – Nr. 5 Magnesium phosphoricum – Nr. 7 Natrium chloratum – Nr. 8	7 10–20 10 10 „heiße Sieben" 10
Kieferhöhle: Schmerzen	Ferrum phosphoricum – Nr. 3	10–30
Kieferhöhle: Vereiterung	Kalium chloratum – Nr. 4 Natrium phosphoricum – Nr. 9 Silicea – Nr. 11 Calcium sulfuricum – Nr. 12	10 20 10 20
Kinderkrankheiten	s. Kinderkrankheiten, S. 75	
Knickfuß, Senk-, Spreizfuß	s. Füße, S. 115	
Knie: Schmerzen	s. Sportverletzungen – Gelenkschmerzen, S. 99	

Beschwerden	Mineralstoffe	Stück/Tag
Knöchel: Umknicken	Calcium fluoratum – Nr. 1	7
	Kalium phosphoricum – Nr. 5	10
	Natrium chloratum – Nr. 8	10
	Silicea – Nr. 11	7
Knochenaufbau	Calcium fluoratum – Nr. 1	7
	Calcium phosphoricum – Nr. 2	10–20
	Magnesium phosphoricum – Nr. 7	10
	Silicea – Nr. 11	10
Knochenbrüche	s. Knochenbrüche, S. 98	
Knorpelaufbau	Kalium phosphoricum – Nr. 5	10
	Natrium chloratum – Nr. 8	20
Koliken, Blähungskolik	Magnesium phosphoricum – Nr. 7	„heiße Sieben"
Kopfhaut: Schuppen	Natrium chloratum – Nr. 8	20
Kopfschmerz: pochend	Ferrum phosphoricum – Nr. 3	10–30
Kopfschmerz: schießend, bohrend, stechend	Magnesium phosphoricum – Nr. 7	„heiße Sieben"
Kopfschmerz: Spannung	Calcium phosphoricum – Nr. 2	20
Kopfschmerz: Katergefühl	Natrium sulfuricum – Nr. 10	20–30
Krämpfe: Muskeln, Waden	Calcium phosphoricum – Nr. 2	10–20
	Natrium phosphoricum – Nr. 9	10
Krämpfe: Husten	Calcium phosphoricum – Nr. 2	10
	Ferrum phosphoricum – Nr. 3	10
	Magnesium phosphoricum – Nr. 7	„heiße Sieben"
	Natrium chloratum – Nr. 8	10
Kurzsichtigkeit	Calcium phosphoricum – Nr. 2	20
	Natrium phosphoricum – Nr. 9	10
	Silicea – Nr. 11	10
Lampenfieber	Magnesium phosphoricum – Nr. 7	„heiße Sieben"
Lärmempfindlichkeit	Silicea – Nr. 11	10–20
Leistenbruch	Calcium fluoratum – Nr. 1	7
	Kalium phosphoricum – Nr. 5	20
	Natrium chloratum – Nr. 8	10
	Silicea – Nr. 11	10

Beschwerden	Mineralstoffe	Stück/Tag
Lernen: Lernmischung	s. Lernmischung, S. 96	
Lichtempfindlichkeit	Silicea – Nr. 11	10–20
Lidrandentzündung	s. Augenlid, Lidrandentzündung, S. 111	
Lippen: aufgesprungen, rissig (Mineralstoff-Lippenbalsam)	Calcium fluoratum – Nr. 1 Natrium chloratum – Nr. 8 Silicea – Nr. 11	7 10 10
Lippen: blau	Calcium fluoratum – Nr. 1	10–20
Lungenverschleimung: der Säuglinge	Ferrum phosphoricum – Nr. 3 Kalium chloratum – Nr. 4 Magnesium phosphoricum – Nr. 7	7 20–30 „heiße Sieben"
Lymphdrüsenentzündung (Arzt!)	Calcium phosphoricum – Nr. 2 Ferrum phosphoricum – Nr. 3 Natrium phosphoricum – Nr. 9	20 20 30
Lymphdrüsen: Schwellung	Calcium phosphoricum – Nr. 2 Kalium chloratum – Nr. 4 Magnesium phosphoricum – Nr. 7 Natrium phosphoricum – Nr. 9	10 20 10 20
Magersucht	Calcium fluoratum – Nr. 1 Calcium phosphoricum – Nr. 2 Ferrum phosphoricum – Nr. 3 Kalium chloratum – Nr. 4 Kalum phosphoricum – Nr. 5 Kalium sulfuricum – Nr. 6 Magnesium phosphoricum – Nr. 7 Natrium chloratum – Nr. 8 Natrium phosphoricum – Nr. 9 Natrium sulfuricum – Nr. 10 Silicea – Nr. 11 Calcium sulfuricum – Nr. 10	10 20 10 10 10 7 „heiße Sieben" 10 10 10 7 7
Mandelentzündung	s. Halsentzündung – Angina, S. 93	
Masern	s. Masern, S. 78	
Menstruation: Schmerzen	s. Regelschmerzen, S. 102	
Milchschorf	s. Milchschorf und Kopfgrind, S. 58	

Beschwerden	Mineralstoffe	Stück/Tag
Milchunverträglichkeit (Arzt!)	Calcium phosphoricum – Nr. 2	10
	Kalium chloratum – Nr. 4	10
	Natrium phosphoricum – Nr. 9	7
Mitesser	s. Mitesser – Pickel – Akne, S. 102	
Mittelohrentzündung	Ferrum phosphoricum – Nr. 3	20–30
	Kalium chloratum – Nr. 4	10
	Kalium sulfuricum – Nr. 6	10
Mittelohrentzündung: eitrig	Ferrum phosphoricum – Nr. 3	10
	Natrium phosphoricum – Nr. 9	10
	Silicea – Nr. 11	7
	Calcium sulfuricum – Nr. 12	20–30
Mumps	s. Mumps – Ohrspeicheldrüsenentzündung, S. 79	
Mundbläschen	s. Aphthen, S. 111	
Mundfäule	Kalium phosphoricum – Nr. 5	20–30
	Natrium chloratum – Nr. 8	20
Mundgeruch	Kalium phosphoricum – Nr. 5	10–20
Muskelkater	Kalium sulfuricum – Nr. 6	20
	Natrium sulfuricum – Nr. 10	20
Muskelzucken	Silicea – Nr. 11	20
Muttermal	Kalium phosphoricum – Nr. 5	10
Die Mineralstoffkombination ist	Kalium sulfuricum – Nr. 6	20
als Gel oder Cremegel sehr zu	Natrium chloratum – Nr. 8	10
empfehlen.	Natrium sulfuricum – Nr. 10	20
Nabelbruch	s. Nabelbruch, S. 60	
Nagel: eingewachsen	Calcium fluoratum – Nr. 1	7
	Ferrum phosphoricum – Nr. 3	20
	Silicea – Nr. 11	10
Nägelkauen, Nägelbeißen	s. Nägelkauen, S. 89	
Nasenbluten	Calcium phosphoricum – Nr. 2	10
	Ferrum phosphoricum – Nr. 3	20
	Kalium phosphoricum – Nr. 5	10
Nasenpolypen	Calcium phosphoricum – Nr. 2	20–30
	Ferrum phosphoricum – Nr. 3	10

Beschwerden	Mineralstoffe	Stück/Tag
Nebenhöhlen: Entzündung	Ferrum phosphoricum – Nr. 3	10–20
	Kalium chloratum – Nr. 4	10
	Natrium chloratum – Nr. 8	10
Nervosität	Kalium phosphoricum – Nr. 5	10
	Magnesium phosphoricum – Nr. 7	„heiße Sieben"
	Natrium chloratum – Nr. 8	7
	Natrium phosphoricum – Nr. 9	7
	Silicea – Nr. 11	10
	Kalium bromatum – Nr. 14	5
Nesselausschlag *Die Mineralstoffkombination ist zuerst als Brei, dann als Gel oder Cremegel sehr zu empfehlen.*	Ferrum phosphoricum – Nr. 3	10
	Kalium chloratum – Nr. 4	10
	Natrium sulfuricum – Nr. 10	20
	Calcium sulfuricum – Nr. 12	10
Neurodermitis	s. Neurodermitis, S. 91	
Ohrenschmerzen	Ferrum phosphoricum – Nr. 3	10–30
Ohrerkrankungen	s. Mittelohrentzündung, S. 120	
Operation: Vorbereitung	Calcium phosphoricum – Nr. 2	10
	Ferrum phosphoricum – Nr. 3	20
	Kalium chloratum – Nr. 4	10
	Kalium phosphoricum – Nr. 5	20
	Natrium chloratum – Nr. 8	10
	Silicea – Nr. 11	10
	Calcium carbonicum – Nr. 22	7
Operation: Vorbereitung – unmittelbar	Magnesium phosphoricum – Nr. 7	„heiße Sieben"
Operation: Nachbehandlung	Calcium fluoratum – Nr. 1	7
	Calcium phosphoricum – Nr. 2	10
	Ferrum phosphoricum – Nr. 3	20
	Kalium chloratum – Nr. 4	20
	Kalium phosphoricum – Nr. 5	20
	Natrium chloratum – Nr. 8	10
	Silicea – Nr. 11	7
Paradontose, Zahnfleischschwund	Calcium fluoratum – Nr. 1	7
	Kalium phosphoricum – Nr. 5	20

Anwendungen

Beschwerden	Mineralstoffe	Stück/Tag
Penis: Schrunden, Einrisse	s. Risse, Schrunden, S. 122	
Penis: Vorhautverengung *Die Mineralstoffkombination ist als Gel oder Cremegel sehr zu empfehlen.*	Calcium fluoratum – Nr. 1 Kalium phosphoricum – Nr. 5 Natrium chloratum – Nr. 8 Silicea – Nr. 11	10 7 7 10
Pickel	s. Mitesser – Pickel – Akne, S. 102	
Pilzerkrankungen: Darmpilz	Kalium sulfuricum – Nr. 6 Natrium sulfuricum – Nr. 10	10–20 20–30
Pilzerkrankungen: Soor	s. Pilzinfektion – Soor, S. 60	
Pseudokrupp	s. Pseudokrupp, S. 95	
Rachitis, Englische Krankheit	Calcium fluoratum – Nr. 1 Calcium phosphoricum – Nr. 2 Ferrum phosphoricum – Nr. 3 Silicea – Nr. 11 Calcium carbonicum – Nr. 22	7 20 10 10 7
Reisekrankheit, Übelkeit	Calcium fluoratum – Nr. 1 Calcium phosphoricum – Nr. 2 Ferrum phosphoricum – Nr. 3 Kalium chloratum – Nr. 4 Kalium phosphoricum – Nr. 5 Magnesium phosphoricum – Nr. 7	5 7 10 7 10 „heiße Sieben"
Rheuma: Kinderrheuma *Die Mineralstoffkombination ist als Gel oder Cremegel sehr zu empfehlen.*	Kalium chloratum – Nr. 4 Natrium chloratum – Nr. 8 Natrium phosphoricum – Nr. 9 Silicea – Nr. 11 Calcium sulfuricum – Nr. 12 Lithium chloratum – Nr.- 16	7 10 20 10 10 7
Rippenprellung: durch Verletzung *Die Mineralstoffkombination ist als Gel oder Cremegel sehr zu empfehlen.*	Ferrum phosphoricum – Nr. 3 Kalium phosphoricum – Nr. 5 Natrium chloratum – Nr. 8	20 10 10
Risse, Schrunden	Calcium fluoratum – Nr. 1 Ferrum phosphoricum – Nr. 3	10–20 10

Anwendungen

Beschwerden	Mineralstoffe	Stück/Tag
Röteln	s. Röteln, S. 79	
Rückgrat: Verkrümmung, Schmerzen *Die Mineralstoffkombination ist als Gel oder Cremegel sehr zu empfehlen.*	Calcium fluoratum – Nr. 1 Calcium phosphoricum – Nr. 2 Ferrum phosphoricum – Nr. 3 Magnesium phosphoricum – Nr. 7 Natrium chloratum – Nr. 8 Silicea – Nr. 11	7 10 20 „heiße Sieben" 20 10
Salzhunger	Natrium chloratum – Nr. 8	10–20
Scharlach	s. Scharlach, S. 77	
Scheide: brennend, wund, Juckreiz	Kalium sulfuricum – Nr. 6 Natrium chloratum – Nr. 8 Natrium sulfuricum – Nr. 10	20–30 20 20–30
Scheidenpilz	Ferrum phosphoricum – Nr. 3 Kalium phosphoricum – Nr. 5 Kalium sulfuricum – Nr. 6 Natrium chloratum – Nr. 8 Natrium sulfuricum – Nr. 10	10 10 20–30 10 20
Scheide: Weißfluss junger Mädchen	Kalium chloratum – Nr. 4 Calcium sulfuricum – Nr. 12	20–30 10–20
Schilddrüse: Über- oder Unterfunktion	Kalium bromatum – Nr. 14 Kalium jodatum – Nr. 15	7 7–15
Schlaf: Störungen	Calcium phosphoricum – Nr. 2 Magnesium phosphoricum – Nr. 7	10 „heiße Sieben"
Schlaflosigkeit: Unruhe	Magnesium phosphoricum – Nr. 7	„heiße Sieben"
Schlaflosigkeit: unruhiges Herz	Calcium phosphoricum – Nr. 2	10–20
Schlaflosigkeit: Nervosität, Erschöpfung	Kalium phosphoricum – Nr. 5	10–20
Schluckauf, Schnackerl (österr.)	Magnesium phosphoricum – Nr. 7	„heiße Sieben"
Schlundbrennen	Natrium chloratum – Nr. 8	10–20
Schmerzen: Entzündung, Verletzung, klopfend, pochend	Ferrum phosphoricum – Nr. 3	10–30

Beschwerden	Mineralstoffe	Stück/Tag
Schmerzen: krampfartig, bohrend, schießend	Magnesium phosphoricum – Nr. 7	„heiße Sieben"
Schnupfen	s. Schnupfen, S. 59, 92	
Schock	Calcium phosphoricum – Nr. 2	20–50
Schulstress: Nervosität	Magnesium phosphoricum – Nr. 7	„heiße Sieben"
Schulstress: Leistungszwang	Calcium fluoratum – Nr. 1 Calcium phosphoricum – Nr. 2 Kalium phosphoricum – Nr. 5 Calcium carbonicum – Nr. 22	7 10 10–20 7
Schuppenflechte, Psoriasis *Die Mineralstoffkombination ist als Gel oder Cremegel sehr zu empfehlen.*	Calcium phosphoricum – Nr. 2 Kalium sulfuricum – Nr. 6 Magnesium phosphoricum – Nr. 7 Natrium phosphoricum – Nr. 9 Natrium sulfuricum – Nr. 10 Calcium sulfuricum – Nr. 12	10 20 „heiße Sieben" 10 20 10
Schürfwunden	s. Verletzungen, S. 73	
Schüttelfrost	Calcium phosphoricum – Nr. 2 Ferrum phosphoricum – Nr. 3 Kalium phosphoricum – Nr. 5 Natrium sulfuricum – Nr. 10	10 20 10 10
Schweiß: fehlender	Ferrum phosphoricum – Nr. 3 Natrium chloratum – Nr. 8	10 20
Schweiß: starker	Calcium phosphoricum – Nr. 2 Ferrum phosphoricum – Nr. 3 Natrium chloratum – Nr. 8	10 10 20
Schwindelgefühl	Ferrum phosphoricum – Nr. 3 Kalium phosphoricum – Nr. 5	10 20
Seitenstechen	s. Seitenstechen, S. 96	
Sinusitis, Nasennebenhöhlenentzündung. *Die Mineralstoffkombination ist als Gel oder Cremegel sehr zu empfehlen.*	Ferrum phosphoricum – Nr. 3 Kalium chloratum – Nr. 4 Kalium sulfuricum – Nr. 6 Natrium chloratum – Nr. 8 Calcium sulfuricum – Nr. 12	10 10 7 20 20

Beschwerden	Mineralstoffe	Stück/Tag
Sodbrennen (nur unten im Magen)	Natrium phosphoricum – Nr. 9	10–20
Sonnenallergie	Natrium sulfuricum – Nr. 10	20–30
Sonnenbrand, Sonnenstich	Ferrum phosphoricum – Nr. 3 Kalium phosphoricum – Nr. 5 Natrium chloratum – Nr. 8	20–30 10 20
Sonnenschutz	s. Sonnenschutz im Babyalter, S. 66	
Spulwürmer	Natrium phosphoricum – Nr. 9	20–30
Stirnhöhlenkatarrh	Ferrum phosphoricum – Nr. 3 Kalium chloratum – Nr. 4 Kalium sulfuricum – Nr. 6 Natrium chloratum – Nr. 8 Calcium sulfuricum – Nr. 12	20 10 10 20 20
Stockschnupfen	Kalium chloratum – Nr. 4 Natrium chloratum – Nr. 8 Calcium sulfuricum – Nr. 12	10 20 20
Stottern	Magnesium phosphoricum – Nr. 7 Natrium phosphoricum – Nr. 9 Silicea – Nr. 11	„heiße Sieben" 10 10
Stuhl: Blähungskolik	s. Anfangsschwierigkeiten – Blähkoliken, S. 60	
Süßigkeiten: starkes Bedürfnis nach	Natrium phosphoricum – Nr. 9	10–20
Talgdrüsen: verstopft	Natrium phosphoricum – Nr. 9	20–30
Tic: Übererregbarkeit	Calcium phosphoricum – Nr. 2 Magnesium phosphoricum – Nr. 7 Silicea – Nr. 11 Kalium jodatum – Nr. 15	10 „heiße Sieben" 10 7
Tränenkanal: verstopft (Arzt!)	Natrium phosphoricum – Nr. 9 Calcium sulfuricum – Nr. 12	10 20
Trinken: dauerndes Durstgefühl	Natrium chloratum – Nr. 8	20

Anwendungen

Beschwerden	Mineralstoffe	Stück/Tag
Verbrennung *Die Tabletten auflösen und den Brei auf die Wunde auftragen.*	Ferrum phosphoricum – Nr. 3 Natrium chloratum – Nr. 8	einige Tabletten 3- bis 4-fache Menge von Nr. 3
Vergiftung (Arzt!)	Vergiftungszentrale: Österreich: 01/4064343 Deutschland: 030/19240	
Verletzungen	s. Verletzungen, S. 73	
Verstauchung, Verrenkung	s. Verstauchungen – Prellungen, S. 81	
Verstopfung	s. Verstopfung, S. 63, 84	
Völlegefühl nach dem Essen	Kalium sulfuricum – Nr. 6	10–30
Vorhautverengung	s. Penis, S. 122	
Wadenkrämpfe	Calcium phosphoricum – Nr. 2 Kalium phosphoricum – Nr. 5 Magnesium phosphoricum – Nr. 7	10–20 10 „heiße Sieben"
Wachstumsprobleme	s. Wachstumsprobleme, S. 100	
Warzen *Die Mineralstoffkombination ist als Gel oder Cremegel sehr zu empfehlen.*	Calcium fluoratum – Nr. 1 Kalium chloratum – Nr. 4 Natrium chloratum – Nr. 8 Natrium sulfuricum – Nr. 10	5 10 7 20
Wespenstich	Calcium phosphoricum – Nr. 2 Kalium chloratum – Nr. 4 Natrium chloratum – Nr. 8	20 10 20
Wiederaufbau nach einer Krankheit	s. Kinderkrankheiten, S. 75	
Windelausschlag	s. Windeldermatitis, S. 59	
Windpocken	s. Windpocken, S. 76	
Wunden	Ferrum phosphoricum – Nr. 3	10–20
Würmer	s. Spulwürmer, S. 125	

Beschwerden	Mineralstoffe	Stück/Tag
Zahnentwicklung	Calcium fluoratum – Nr. 1	7
	Calcium phosphoricum – Nr. 2	10
	Magnesium phosphoricum – Nr. 7	„heiße Sieben"
	Silicea – Nr. 11	7
	Calcium carbonicum – Nr. 22	7
Zähneknirschen (Schlafplatz!)	Calcium phosphoricum – Nr. 2	10
	Kalium phosphoricum – Nr. 5	7
	Magnesium phosphoricum – Nr. 7	„heiße Sieben"
	Natrium chloratum – Nr. 8	7
	Silicea – Nr. 11	7
Zahnfleischentzündung	Ferrum phosphoricum – Nr. 3	10–20
Zahnen der Kinder	s. Das zahnende Kind, S. 64	
	s. Die zweiten Zähne, S. 86	
Zahnschmerzen	Calcium phosphoricum – Nr. 2	7
	Ferrum phosphoricum – Nr. 3	20–30
	Magnesium phosphoricum – Nr. 7	„heiße Sieben"
Zahnspitzen: durchsichtig (zusätzlich ein Calciumpräparat!)	Calcium fluoratum – Nr. 1	7
	Calcium phosphoricum – Nr. 2	10–20
	Calcium carbonicum – Nr. 22	7
Zeckenbiss: mit Impfung	Calcium phosphoricum – Nr. 2	20
	Natrium chloratum – Nr. 8	20–30
Zeckenbiss: ohne Impfung	sofort: Arzt!	
Zuckerkrankheit: juveniler Diabetes	s. Juveniler Diabetes, S. 104	
Zunge: bitterer Geschmack	Natrium sulfuricum – Nr. 10	20–30
Zunge: Bläschen	Natrium chloratum – Nr. 8	20
Zungenbelag: weiß	Kalium chloratum – Nr. 4	10–20
Zungenbelag: gelblich	Kalium sulfuricum – Nr. 6	10–20
Zungenbelag: grünlich	Natrium sulfuricum – Nr. 10	10–20
Zunge: rissig, borkig	Calcium fluoratum – Nr. 1	7
	Kalium chloratum – Nr. 4	7
	Natrium chloratum – Nr. 8	10
Zunge: salziger Geschmack, trocken, verklebt	Natrium chloratum – Nr. 8	10–20

Literatur

FEICHTINGER, MANDL, NIEDAN: Handbuch der Biochemie nach Dr. Schüßler, Heidelberg, HAUG Verlag 1998, ISBN 3-7760-1762-7

FEICHTINGER, NIEDAN: Praxis der Biochemie nach Dr. Schüßler – Das Repertorium, Heidelberg, HAUG Verlag 2000, ISBN 3-8304-7077-0

FEICHTINGER, NIEDAN: Gesund durch das Jahr mit Schüßler-Salzen, Heidelberg, HAUG Verlag 2000, ISBN 3-8304-2029-3

FEICHTINGER, NIEDAN: Schüßler-Salze für Frauen, Heidelberg, HAUG Verlag 2000, ISBN 3-8304-2043-4

FEICHTINGER, NIEDAN: Antlitzanalyse in der Biochemie nach Dr. Schüßler, Heidelberg, HAUG Verlag 2001, ISBN 3-8304-7090-8